徐荣谦养好宝宝脾和胃

徐荣谦 编著

中国轻工业出版社

图书在版编目（CIP）数据

徐荣谦　养好宝宝脾和胃 / 徐荣谦编著 . — 北京：中国轻工业出版社，2019.7

ISBN 978-7-5184-2470-2

Ⅰ . ①徐… Ⅱ . ①徐… Ⅲ . ①儿童 – 健脾 – 养生（中医）②儿童 – 益胃 – 养生（中医） Ⅳ . ① R256.3

中国版本图书馆 CIP 数据核字（2019）第 082391 号

责任编辑：付　佳　王芙洁　　责任终审：张乃柬　　整体设计：锋尚设计

策划编辑：翟　燕　付　佳　王芙洁　　责任校对：晋　洁　　责任监印：张京华

出版发行：中国轻工业出版社（北京东长安街6号，邮编：100740）

印　　刷：艺堂印刷（天津）有限公司

经　　销：各地新华书店

版　　次：2019年7月第1版第1次印刷

开　　本：720×1000　1/16　印张：11

字　　数：180千字

书　　号：ISBN 978-7-5184-2470-2　定价：39.90元

邮购电话：010-65241695

发行电话：010-85119835　传真：85113293

网　　址：http://www.chlip.com.cn

Email：club@chlip.com.cn

如发现图书残缺请与我社邮购联系调换

181417S3X101ZBW

目录
CONTENTS

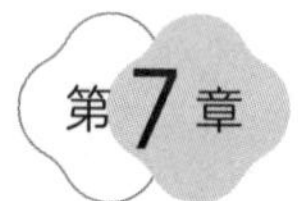

百病积为先，孩子 80% 的病是吃出来的

孩子脾胃虚弱，都是吃出来的

养子须调护，看承莫纵弛，乳多终损胃，食壅即伤脾，
衾厚非为益，衣单正所宜，无风频见日，寒暑顺天时。
（《小儿推拿广义》）

欲得小儿安，常带饥与寒，肉多必滞气，生冷定成癖。
胎前防辛热，乳后忌风参，保养常如法，灾病自无干。
（《幼科推拿秘书》）

从老祖宗流传下来的中医典藏中我们可以看到，小儿的脾胃问题一直是医者关注的问题，小儿因为食积造成的疾病，也是小儿在成长发育过程中遇到的普遍问题，古今皆是。说白了，孩子的病，大部分是吃出来的。

经过长期的临床观察，我发现诸多孩子生病的原因，有社会大环境的因素，也有儿科医生的不当之处，但更多的原因是在家长。也许，很多年轻爸妈感到冤枉：“我每天尽心尽力照顾孩子，为什么孩子生病的原因在我呢？”我根据多年的临床经验，总结了几点，年轻的父母可以对照一下，看看你中了几条？

1 食肉过多，不运动

现在生活条件好了，家长们为了不让孩子输在起跑线，听说什么有营养，花多少钱都舍得买，医生也建议孩子多吃肉蛋奶。可为什么现在孩子体质越来越差？在我看来，这其实是个误区。专家早有研究，肉食动物的牙齿都很尖锐，而草食动物的牙齿却较平齐，人类本身就属于草食动物。孩子脾胃娇嫩，吃多了肉，不容易消化，怎么能不生病呢？还有，现在的孩子普遍缺乏运动，吃完饭不是写作业，就是窝在屋里玩手机、看电视。

现代城市里的孩子，就像温室里的花朵，弱不禁风，他们需要的不是补充多少营养，需要的是大自然的阳光雨露，需要运动。人一运动，筋骨松开，肌肉松解，脾胃运化，营养才能吸收。运动就等于松土。许多植物在自然界中长得油绿油绿的，也没有人去培土、施肥、浇水，而一旦把它移植到家中，人们精心浇灌、施肥，却很快枯萎、凋零。

多给孩子吃土豆、红薯、山药、茯苓等，只要是土里长的，都有补脾的功效，孩子不需要什么特殊保健品。

2 填鸭式喂养造成孩子进食过多

很多家长担心孩子长不高，从小就采取填鸭式的喂养。孩子不想吃了，还要一个劲儿喂，一个劲儿往嘴里塞。我们知道，脾胃是用来消化食物的，一旦吃进去的食物超过了脾胃的运化能力，就会导致消化不良。孩子自己又不知道饥饱，往往家长喂多少，他就吃多少，所以很容易积食。

积食形成后，孩子很容易发烧。因为孩子的脾胃有积食，所以身体就得调动正气去消化这些多余的食物，那么，在肌表起守卫作用的正气力量就会被削弱，于是，风寒、风热等邪气就很容易侵袭进来。所以说，很多时候，孩子发烧都是积食引起的。

3 水果吃得过多

适量吃水果确实有益健康，但过量则适得其反。绝大多数水果含糖量较高，吃多了易使孩子产生饱腹感，影响正餐摄取营养。而且水果生湿伤脾，脾胃虚寒者不宜多吃。天气潮湿了，东西容易沤，人身体湿气重了也容易出问题，水果容易生湿气，比如口疮就是体内湿气过多引起的。

4 拿饮料当水喝

很多孩子从小就爱喝饮料，不管是夏天还是冬天，基本上拿饮料当水喝。说实话，不管什么饮料，在医生眼里好处甚微。

仔细观察就会发现，喜欢喝饮料的孩子体格发育呈两极分化，要么消瘦，要么肥胖。原因就是饮料中的糖含量过高，对于食欲不旺盛的孩子，糖摄入过多则影响控制饥饿与饱食的中枢，导致食欲不佳，长期下去，必然造成蛋白质、维生素、矿物质摄入不足，影响身体发育；对于食欲旺盛的儿童，除正餐外，又从饮料中获得过多热量，便会以脂肪形式储存起来，结果导致肥胖。我每天都在对年轻的父母强调，最好的水就是白开水。这一点，父母也要做好表率。

为什么你的孩子总生病

临床观察显示，来医院就诊的孩子无外乎几种情况，一种是外感，一种是内伤，还有一部分是生长发育迟缓、五软五迟或有慢性疾病等。

外感是孩子最易得的病症，一年四季都是医院的“主力军”，尤其冬春季节，医院里更是人满为患。不管是外感还是内伤，其实都与脾胃虚弱有关。

为什么这么说呢？

我们先来了解一下外感问题。外感是怎么回事呢？外感属于呼吸系统问题，多是肺气不固、外邪入侵导致的。肺气强壮的孩子，能够把外邪抵挡在体外，这样就不至于外邪入侵。

为什么有的孩子肺气不固呢？孩子的肺气在很大程度上取决于脾胃之气的状态。因为脾属土，肺属金，按照中医的五行理论来说，是土生金，也就是脾土生肺金。用我们现在的话来说就是脾胃功能的强壮决定了肺功能的强壮。有的孩子瘦弱、没精神、吃饭不香，“嘴不壮”因而造成脾胃功能虚弱；还有的孩子食欲太好，食肉过多、饮食没规律，会造成积食，使脾胃受伤。脾胃虚弱、脾胃受伤，从而使肺气不固，这就是孩子易得外感的根本原因。

正常情况下，人的胃气下行，心火也随之下行，这样上焦才不至于太热。相反，如果胃气不能下行，则心火也无法下降，被阻隔在上焦，上焦的火积攒下来，就会越来越热，此时，孩子一感冒，必然就容易咽喉肿痛。

所以，孩子感冒、咽喉疼痛时，多数情况下很可能是脾胃出了问题。

防患于未然，做孩子健康的守护神

了解一些中医常识的人都知道，中医的养生观念强调的是“治未病”，也就是说养生的目的在于不生病，或者说是学会在疾病来临时自如应对，能及时解决，以免病情进一步加重。

现在的年轻父母都处于上有老、下有小的人生阶段，掌握一些中医知识，不仅对自己的健康有所帮助，对父母和孩子的健康也有帮助。

我有一个邻居，孩子从小爱生病，没少找过我。我说：“你可以自学一些中医育儿知识，我的书里写得很清楚，现在还有那么多网络教学，你抽空学一学，就能让孩子少生病。”她说：“中医是每个人都能学的吗？我以为都是你们这种世家出身、上专业大学的人才能学的呢！再说了，守着你这么个邻居，我还学它干吗?”

这几年，我的好多读者、患者的父母都开始学习中医知识了，有的人是看书学，有的是跟着网络课堂学，他们学习的可能不够系统、不够专业，但是只有开始学习了，才能让自己更深入地掌握中医育儿、养生方面的知识。很多家长现在都能够做到在孩子将病未病阶段，给予孩子必要的干预，在孩子发病的最初阶段，给孩子推一推经络，或者找一些对症的中成药，有些不是病理上的疾病，往往早期干预就好了。比如孩子吃多了，腹胀甚至发热，这个时候给孩子推一推板门、四横纹、天河水，吃个山楂丸，孩子很快就退热了。如果家长不了解这些中医育儿知识，等到孩子发高烧再去找医生，往往就错失了解决疾病的最好时机。

在我的鼓励下，我的这位邻居开始学习中医知识，不光是儿科方面的，成人方面的中医养生知识也涉猎不少，比如经络养生、四季养生等，还经常拿着书来找我探讨。经常给孩子做做保健推拿，还给父母普及经络养生方面的知识。孩子有个头疼脑热的，自己就给解决了。以前她的孩子因为经常生病，脾胃弱、个儿头矮，后来她每天给孩子捏脊、揉腹，再配合孩子多运动，给孩子增加一些补脾食物之后，只用了半年时间，孩子真是大变样了。以前这个孩子经常感冒发烧，是我家的“常客”，现在通过他妈妈的调理，孩子很长时间不发烧、不感冒了，脸色好了，精神状态也好多了，不再像以前总是没精打采的。我再看到这个孩子时，脸色很红润，个子也蹿高了很多，成了幼儿园班里最高的孩子。

我的这个邻居还对我说了一件事，我非常欣慰。她母亲七十多岁了，身体还不错，就是有头晕的毛病，去医院检查也没有什么病理上的问题。通过学习中医，她根据母亲的症状，给母亲按摩、拨筋、刺血，经过一段时间的调理，母亲的头晕症状也减轻了许多。

古人说：“为人父母者不知医谓不慈；为人儿女者不知医为不孝。”一个人学习了中医知识，既关照了自己的孩子，又帮助了自己的父母，何不幸哉！

如何发现孩子生病端倪

孩子不会无缘无故生病，在发热、咳嗽这些症状出现之前，身体往往会出现一些征兆，做父母的要善于观察孩子，防患于未然。我总结了这么几点，主要是从孩子的大便情况、睡眠情况、手足的冷热以及口、鼻、舌的颜色变化来观察，出现了问题就需要家长尽快给孩子进行调理，以免症状加重。

1 大便干，最为先

如果发现孩子大便干而且排便困难，或者两三天没有大便，这种情况下，做家长的就要警惕了，中医认为大便干是大肠内热的表象，会造成小儿内热盛，往往易患感冒发热。

2 食不好，睡不安

如果孩子吃饭时没精打采，吃两口就不吃了，或者孩子在睡眠中翻动不安、咬牙，这些症状提示孩子可能吃了生冷、不好消化的食物，引起腹胀甚至腹痛。遇到这种情况赶紧给孩子喝点温热的米汤，并注意腹部保暖，不要再着凉了。

3 鼻中青，腹中痛

孩子过食生冷寒凉的食物，可损伤脾胃之阳气（指消化、运转食物的一种动力），使脾胃运化功能失常，因而导致寒湿内生，发生腹胀、腹痛、腹泻等症状。注意观察孩子的鼻梁两侧，如果鼻梁两侧发青，有可能是寒凉食物吃多了。遇到这种情况，赶紧给孩子揉揉肚子，喝些热水。

4 舌苔白又厚，腹中有积食

孩子口中呼出的气带有一种酸腐味，舌苔白、厚，一般来说是消化不良或浊湿内停，遇到这种情况，可给孩子喝点大麦茶或苹果汁、苹果泥，情况严重的应及时服用消食导滞的药物。

5 手足心热，常有病祸

俗话说："冰凉温干，吃行可便。"遇孩子手心脚心干热，往往是孩子将要生病的一种现象。

6 口鼻干又红，肺胃热相逢

鼻通肺，口腔是消化道的上端，口鼻干燥发热，口唇、鼻孔干红，或者鼻中有黏涕、黄涕，都是肺和胃燥热的表现，如不及时解除，可能很快会出现小儿高热。

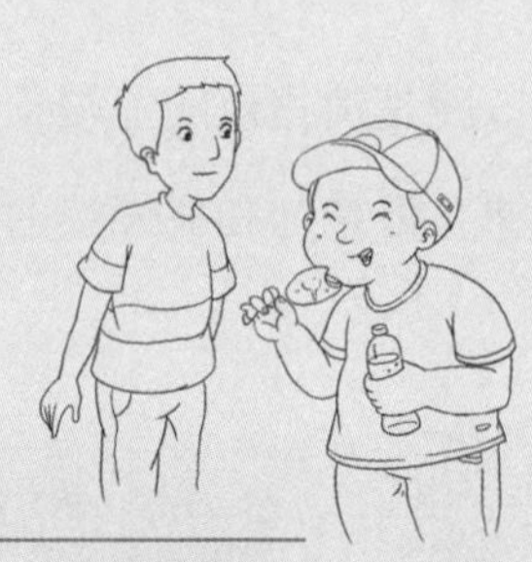

第1章

若要小儿安，调理脾胃是关键

脾胃虚弱是孩子最大的生理特点

脾胃是后天之本

中医学认为，脾与胃相表里，被称为后天之本，是人体气血生化的源泉。换句话说，人体生长发育、维持生命的一切营养物质都要靠脾胃供给。“脾胃者，五脏之宗也”“脾胃虚则百病生”，这些都充分体现了脾胃功能对人体的重要性。

脾胃协调工作，共同搭建身体健康的根基

在中医的五脏六腑中，脾为脏，胃为腑，它们之间的关系极为亲密。脾与胃，一阴一阳，互为表里。《黄帝内经·素问》中说：“脾胃者，仓廪之官，五味出焉。”这句话怎么理解呢？说得通俗一点就是，胃像一个粮仓，脾是运输公司。脾作为五脏之一，其最基本的功能是主运化水谷。所谓水谷，就是水液和谷物等饮食的统称。人们所摄入的食物，需要先由脾化为气血，然后再分送给身体各处。脾“运化”的过程由“运”到“化”，“运”是脾脏之气推动饮食由胃传递给小肠，经过胆的帮助进行消化；而“化”则是脾将所吸收的营养物质转化成血液，再将这些血液运达于身体各部位，以维持正常的生命活动。

脾胃有问题，不但影响食欲、睡眠、情绪，时间长了，还会引起器质性病变。相反，脾胃健运，能让身体气血充足，保证各个器官有条不紊地工作，机体健康不生病。

脾胃，中西医说法有不同

中医的脾胃和西医解剖学中的脾胃是两个完全不同的概念。

西医所说的脾指的就是脾脏，具有滤血、造血、储血、免疫等生理功能；胃就是一个消化器官，有储藏和消化食物的功能。

而中医所讲的脾胃并不只是某个具体的器官，更是一个功能概念，其中脾主运化，胃主受纳，二者相互依赖、相互制约，共同完成食物的消化。可以说，中医的脾胃功能包含了现代医学的消化系统、内分泌系统功能的结合，是负责运化水谷精微的功能系统。

脾胃，为什么经常放在一块儿说

为什么脾和胃常常被合二为一称为“脾胃”呢？中医认为，“胃主受纳，脾主运化”。胃的受纳和腐熟水谷，是为脾的运化做准备；脾的运化“为胃行其津液”，是适应胃继续纳食的需要。两者必须密切配合，才能完成消化运动。若胃纳不佳，会导致脾化生气血的原料不足；脾虚则消化不良、食后饱胀、大便稀薄。

脾和胃，都属于消化系统，它们互为表里。如果脾胃不和，比如说胃强脾弱，胃亢进，胃口特别好，特别能吃，但是吃了不吸收，不能运化；脾弱了，吃了就腹泻或者吃了以后肚子越来越胀，这就是胃强脾弱。脾胃功能旺盛的孩子食欲好、吃饭香、消化吸收功能良好，不偏食，身体也长得结实，很少生病。脾胃功能不足的孩子则相反，有的孩子嘴唇发白、没有血色，有的鼻子出血、干燥，甚至眼睛酸涩疲劳，这都是脾胃不和的表现。

中医学非常重视阴阳平衡，认为只有阴阳保持相对平衡，人体才能进行正常的生理活动，具有很强的生命力。反之，如果体内阴阳任何一方偏盛或偏衰，都可能生病。脾胃作为人体的后天之本，很容易出现阴阳失衡的问题，一旦脾胃的阴阳失衡，就很容易生病。

“脾常不足”，孩子先天脾胃虚弱

中医认为，孩子的生理特征之一是“脏腑娇嫩，形气未充”，脾胃的形和气都相对不足。孩子的脾胃尚未发育成熟，其生理功能也不完善。同时，孩子还具有“肝有余，而脾常不足”的生理特点，也就是说孩子的脾胃非常娇嫩，特别容易出现问题。

孩子正处于快速生长发育阶段，生长旺盛，需要脾胃这个后天之本为其提供较多的营养物质，相对薄弱的脾胃功能常常与快速生长发育的需求不相适应，所以，孩子特别容易出现多种脾胃失调的病症，如消化不良、食欲不振、积食、便秘、腹泻等。

因此，对于孩子来说，“脾常不足”，也就是脾胃虚弱，才是其最大的生理特点，父母应注意合理喂养，调护孩子的脾胃，才能保证孩子的正常生长发育。

喂养不当造成孩子脾虚

中医认为，孩子是“纯阳之体”，脏腑稚嫩，易虚易实。特别是脾胃，如果家长在平时的起居、饮食等方面没有照顾好，是非常容易伤害孩子的脾胃的。有些家长缺乏科学的喂养知识，比如，婴儿时期没有按时添加辅食，或长期给孩子吃过细、过软的食物，孩子的咀嚼能力明显低于同龄人，消化能力差，从而导致脾胃功能下降。还有的家长对待孩子的饮食粗心大意，吃饭不规律，从而造成孩子脾胃虚弱。

另外，有些家长喜欢给孩子吃很多营养品，什么人参、蛋白粉等，或是让孩子过度食用高油脂、高蛋白、高热量食物，往往会使孩子脾胃受损，不能正常发挥运化能力，导致厌食。此外，给孩子吃得太多、太杂，也是造成脾胃虚弱的一个原因。节假日过后，因为腹泻、腹痛就诊的孩子明显增多，都是因为吃得太多、太杂引起的。

孩子口味重，也是脾气不足的表现

中医认为，脾“在窍为口，其华在唇”。意思是，脾有没有毛病，可以通过嘴唇的色泽和口味等观察出来。

比如孩子身体健康时，嘴唇的颜色应该是嫩红色的；如果脾阴不足，嘴唇往往是鲜红色的；嘴唇淡白色时，就要考虑孩子是不是脾虚不足，或是受凉了。一般来讲，受凉引起的嘴唇淡白是暂时的，身体暖过来颜色就能恢复正常。如果是血虚，唇色长期淡白，就要警惕了。

《黄帝内经》里说："脾气通于口，脾和则口能知五谷矣。"意思是脾和口味是相通的。一个人如果脾气不足，他的口味往往出现问题。比如有的人总觉得嘴里没有味道，或者嘴里会出现异常的口感，这就是脾气不足的表现。

我曾经见过一个小患者，家长在叙述病情的时候突然对我说，孩子的口味非常重，喜欢吃很咸的菜，一定要别人都觉得味道很重了，他才感觉有味道。我看了看孩子，看上去挺结实的，嘴唇非常鲜艳。我又看了看孩子舌头，我初步判断这个孩子的脾有问题，但是又不是很严重，我就对他的父母交代说回去多吃些山药、莲子等食物，给孩子煮汤或熬粥都行。还有就是做菜要减盐，造成孩子现在这个状态的根源在于在给孩子加辅食时就开始用盐，到了一两岁，做菜用盐量也很高，因为孩子的父母都口重，淡了觉得没味。

孩子为什么没胃口

不少家长问我，为什么孩子上学后，一下子就变得没有胃口，不想吃东西了呢？其实，家长如果明白"脾，在志为思""思则气结"这些中医道理，就会知道孩子吃饭不香可能是学习负担太重了。

中医认为，如果一个人思虑太过，则会气结，就把体内的脾气聚住了，就会伤脾。长期思虑过度的孩子往往胃口都不好，"茶不思，饭不想"说的就是这个道理。

现在的孩子，每天面对大量的学习任务，学校的作业、课外班等，需要不断去思考数学、英语、物理、化学等问题，所以气机容易聚结。最有效的办法就是让孩子放松心态，这样才能帮助他们恢复胃口。

脾胃阴阳失调是造成孩子多病的根本原因

脾胃阴阳失调，孩子易生病

中医学非常重视阴阳的平衡，认为只有阴阳保持相对平衡，人体才能进行正常的生理活动，具有很强的生命活力，如能吃能睡、气色好、心情愉悦等。反之，如果人体内的阴阳任何一方偏盛或偏衰，都可能发生疾病。脾胃作为人体的后天之本，同样也会面临阴阳失衡的问题，尤其是孩子的脾胃非常娇嫩，功能尚未发育完全，很容易出现阳虚或阴虚的情况。而孩子一旦脾胃的阴阳失衡，就会直接影响对营养物质的吸收，身体出现这样那样的问题，变得特别容易生病。

脾胃不和，就是脾胃关系失调

很多家长带孩子到医院看病，经常听到医生说孩子“脾胃不和”。那么究竟什么是脾胃不和呢？脾胃不和指是脾胃纳与化、升与降、润与燥对立统一的失调。两者之间缺乏协调，就会给身体的消化吸收造成影响。脾和胃，一个主管运化，一个主管吸收，二者有矛盾，势必影响孩子的身体健康。脾气主升，胃气主降。脾的运化功能还包括吸收和输布食物中的营养物质和水液，主要是向上输送到心肺，所以有“脾气主升”之说。如果脾气不升，就会产生中气下陷的病理变化，出现脘腹坠胀、腹泻、脱肛等症候。胃气主降，实际上包括胃与肠，是指胃肠向下传送食物，进行逐步消化的功能，所以胃气以通降为顺。如果胃失通降而上逆，就会出现恶心、呕吐、嗳气、呃逆、便秘等症。

脾胃阳虚的孩子怕冷

很多家长纳闷，怎么有的孩子特别抗冻、不怕冷，即使是寒冬腊月在外面跑，也不会伤风感冒，我的孩子总是穿得特别多，还特别怕冷。我们都说不怕冷的孩子“火力壮”，怕冷的孩子没“火力”。什么是“火力”呢？其实，在中医学中，大家口中说的“火力”就是指一个人的阳气，火力壮就是说这个人阳气旺。中医认为，人的生命是靠阳气来推动的，阳气就是人体的热能，对五脏六腑、气血经络等都能起到温煦的作用，是推动人体各项生理活动的动力。所以，一旦人体内的阳气不足了，也就是虚了，那温煦人体的热能就少了，这时人体的第一感觉就是冷，因此，阳虚的孩子最为明显的一个症状就是畏寒怕冷。脾胃阳虚的孩子经常手脚或四肢冰凉，不敢吃寒凉的食物，一吃就肚子胀、腹泻，甚至呕吐。

脾胃阳虚的孩子大便会出现完谷不化的情况

除了怕冷，脾胃阳虚的孩子还有一个特别明显的症状，就是大便会出现完谷不化的情况。什么是完谷不化？就是指大便不能成形，在粪便中能够清晰地看到各种未消化的食物，未断奶的孩子粪便中会出现奶瓣。造成这种现象的原因也是脾胃不和，进入胃部的食物因为脾胃阳气不足，不能被很好地消化，所以只能是吃什么拉什么了。

脾胃阴阳失衡是很多孩子生病的根源，因此，家长在平时要注意孩子脾胃的调理和养护，还要注意尽早清理孩子体内的痰食积滞，调和脾胃，补充营养使气血充足，以增强孩子的抗病能力。

脾胃阴虚的孩子易上火，脾气大

我们经常会说到阴虚、阳虚，很多家长觉得不容易分辨。阴虚与阳虚是相对而言的，指的是人体的精、血、津、液等物质亏虚，人体的五脏，心、肝、脾、肺、肾都可能会出现阴虚之症，一般以肾阴虚为主，但脾胃阴虚的情况也非常多。脾胃阴虚的孩子有一些比较普遍的症状，比如：易上火、口干舌燥、大便干、小便短黄；厌食；烦躁、乱发脾气；手脚心热、夜里盗汗、睡不好。

如果发现孩子爱上火、脾气大、动不动就烦躁，先不要责怪孩子，这可能跟身体有关。脾胃阴虚的孩子是由于脾脏阴液不足，脾胃失于濡润，造成脾胃的运化能力不足，这才导致孩子不想吃饭，并且由于脾胃功能失调，孩子的身体得不到足够的营养，就会出现气血不足的情况，加上阴虚化燥生热，孩子就容易上火、大便干、烦躁，动不动就发脾气。

对于脾胃阴虚的孩子，家长要注意尽量少给他吃辛辣、热性的食物，如韭菜、茴香、荔枝、辣椒、肉桂、羊肉、虾等，因为这些食物都会助热耗阴、伤阴，对改善孩子的脾胃阴虚症状有害无利。

经常感冒发烧都是脾虚的表现

孩子出现的健康问题，大部分都是由脾胃问题引起的。孩子经常出现的外感类疾病，以及发育迟缓、瘦弱等问题，都是与脾胃虚弱息息相关的。

中医有句话叫“正气存内，邪不可干”。在外界环境同等的条件下，有的孩子没问题，有的孩子却感冒了、发烧了，这是为什么呢？生病的孩子说明他正气不足，这很有可能是他脾胃不好，脾气不足。

中医认为，脾（属土）是生肺（肺属金）的，也就是说，脾是肺之母，母亲体弱，孩子先天体质往往也差。脾胃不好的孩子，肺的功能一般也不好。所以很多孩子总爱感冒发烧，仔细了解才发现都是吃东西不对伤了脾胃造成的。有的孩子经常感冒发烧，究其原因是平时吃肉太多，经常积食，导致脾胃虚弱，最终造成身体虚弱，有个风吹草动就会中招。

医谚云：“脾胃弱，百病生”，这是非常有道理的。孩子的脾胃是身体的“后天之本”，也就是说，人从出生后所有的生命活动，都有赖于后天的脾胃把所食所饮转化加工为营养物质，从而给身体提供热量和营养。脾胃虚弱，孩子不能充分摄取营养，体能就跟不上，发育自然也就落后于人。脾胃虚弱，势必造成孩子体质变弱，发育可能就会迟缓，还会比同龄孩子更容易生病，个头也不如同龄人。

脾虚克肾，直接影响孩子长个儿

很多家长带着孩子来找我，发愁孩子不长个儿，恨不得天天给孩子喝大骨汤、吃钙片，国产的不行，吃进口的，可是吃来吃去，孩子的身高还是不见动静，体质反而越来越弱了。我分析有这么几点：

1 吃太多容易扼杀孩子的生长之气

我有一位患者朋友，因为全家的个子都不高，她生怕女儿长不高，于是给孩子吃很多。

我给她的建议是少吃，少吃一点孩子可能会长得更高。因为道家讲“虚则灵”，你堵住了她的生发之气还怎么能够生发生长呢？但她不这样想，她认为营养越多越好，只有这样孩子才会长高。

从中医的角度来讲，影响人长高的是什么呢？我们说肾主骨，一个人的肾气影响他整个骨骼的发育。五行来讲，脾克肾，肾的功能受脾制约。如果一个人的脾功能失调的话，就会影响肾的功能。脾虚，或者老食积，就会克肾。从这个理论上来讲，给孩子吃多了，也会影响长高的。

现在的家长生怕孩子吃得不够，总觉得孩子多吃才是好的，于是追着孩子喂饭，威逼利诱让孩子多吃。

他们不去思考一个问题，如果你不想吃东西，却强迫自己吃下去，你会出现什么结果？你会出现脾胃功能很差、厌食，甚至便秘。孩子也是一样，他可能已经吃了一些零食和饮料，你再强迫他去吃饭，他的脾胃功能负担就太大了。这样的情况下，吃下去的东西也不会被吸收。

2 把甜饮料当水喝会损伤肾气

当下的孩子喜欢把甜饮料当水喝，甜的东西入脾，甜多了就会引起脾的亢盛和失调，也间接影响肾的功能。现在有一种说法，孩子喝太多甜饮料会得白血病，虽然有点危言耸听，但是从脾和肾的关系来讲，说到根本还是“脾克肾”。孩子把甜饮料当水喝，肾的功能必定受克制，肾主骨，而白血病是骨髓的异常，都有连带关系。所以五味不可偏胜，孩子喝白开水最健康。

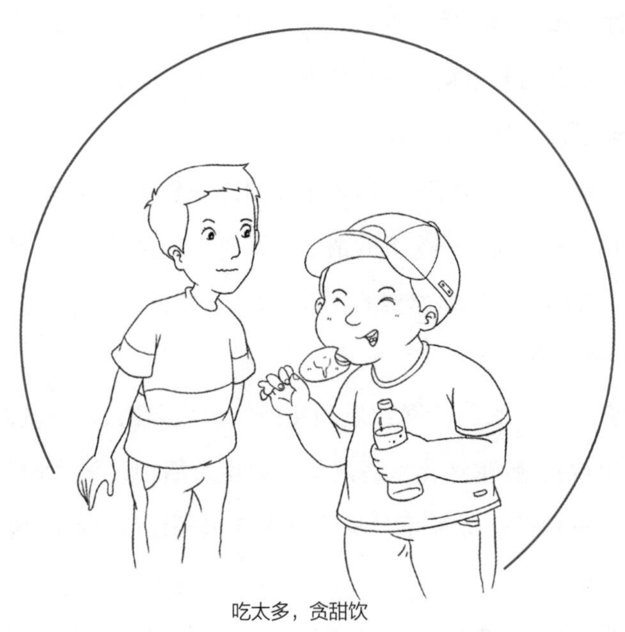

吃太多，贪甜饮

3 过早过多摄入盐也会造成肾脏负担

现在很多孩子盐吃得也太早，不到一岁就开始吃盐，很多孩子开始吃饭以后，经常跟大人同桌，吃大人的食物，这就导致孩子摄盐过多。小孩都是肾虚的，因为肾脏后发育，所以生下来都是大小便失禁的，走路也不稳，这都是肾功能没有发育好的表现，直到青春期，肾才发育完全。盐会造成肾脏负担，小孩的肾功能承担不了这么多的盐。

我碰到好多这样的病例，孩子到了十几岁，外表看着都好，却还尿床，无法医治，很痛苦，可能就是因为从小喂养方式不当，过食甜和咸，给孩子的脾和肾造成了严重的伤害。所谓肾为先天之本，脾为后天之本，这两个根本都伤了，就会造成孩子患这样那样的疾病。

小豆芽、小胖墩儿都是脾有问题

我前几天接待了一个小病号叫小宝，今年五岁半，身材像根豆芽菜，精神状态也很萎靡。孩子出生后一直很瘦弱，家里人只知道是孩子体质弱，长大些就好了，一直没有引起重视，可是最近孩子妈妈发现小宝明显比别的孩子矮了一头，这才慌了神，赶忙带着小宝来到医院。

我详细询问了小宝的情况，这才了解到，季节交替的时候，小宝肯定会生病。接着，我又问了问孩子吃饭的情况，妈妈告诉我说，小宝食欲不好，吃得也特别少。小宝的情况就是典型的脾胃虚弱。

《黄帝内经》说“脾主身之肌肉”。意思是人体肌肉之所以丰满，要依赖脾所运化的营养——水谷精微物质和津液。清代名医张志聪在注释《黄帝内经》的时候也说：“脾主运化水谷之精，以生养肌肉，故主肉”。很多像小宝一样的孩子，没食欲、饭量小，身体摄入的水谷精微甚少，要如何去滋养身心、生养肌肉呢？

中医认为，“脾主四肢”。如果脾气健运，我们的四肢就活动有力，如果脾气虚弱，我们运动起来就会不舒服，感觉吃力。“脾主四肢”还反映在四肢肌肉的充盈程度上。很多孩子四肢瘦弱，一定是脾有问题。平时门诊时，如果家长带着一个非常瘦弱的孩子来就诊，即使孩子来看的不是脾胃病，我也会考虑到这可能与脾胃不足有关，会在开方子的时候加入调理脾胃的药物。

和小豆芽相反的一种不健康的体形是小胖墩儿。这样的孩子往往“嘴壮”，特别能吃，家长看着可高兴了。这样的孩子一不留神就成了小胖墩儿，因为他们往往过度摄入营养，孩子的脾运化不了，这些营养就会留在体内阻碍气血的运行，慢慢的，身体就会出现问题了。因为肥胖使孩子越来越不愿意活动，越不活动越胖，形成恶性循环。小儿肥胖的后果非常严重，不仅影响小儿身体健康，而且将是成年后高血压、糖尿病、冠心病、痛风等慢性病的诱因。

家长们一定不要忽视孩子过瘦、肥胖，一定要从饮食上把关。

身体瘦弱的孩子膳食调养应注重保护脾胃功能，选择健脾养胃、易消化的食物。平时应注意合理膳食，供给高热量、高蛋白质、富含维生素和矿物质的食物，如牛奶、豆浆、鱼、牛肉等。

肥胖儿要控制高脂肪、高糖食物，如油炸食物、奶油蛋糕、巧克力的摄入量。食物应以蔬菜、水果、五谷杂粮为主，在限制热量摄入时，注意不要减少蛋白质、矿物质和膳食纤维的摄入量，以保证生长发育的需要。多吃富含膳食纤维、低热量的蔬菜，如芹菜、萝卜、白菜和含糖量低的水果，如梨、橙子等。

山根青的孩子脾胃弱，脾气大

俗话说“青筋过鼻梁，无事哭三场”。不知道大家有没有注意到身边有些小孩子鼻梁上会有青筋。这个青筋有些是生下来就有的，有些孩子是生了一场病，伤了脾胃后才出现的。这句话的意思是说鼻梁有青筋的小孩容易感冒，“哭三场”是指感冒的症状，即头痛、流涕等。山根是中医望诊里的内容之一，不正常的青筋突起，往往提示了各种疾病。鼻梁上的山根是阳明胃经的源头，是左右目内眦角的络脉在山根位置的相合之处，所以当山根出现青筋，不

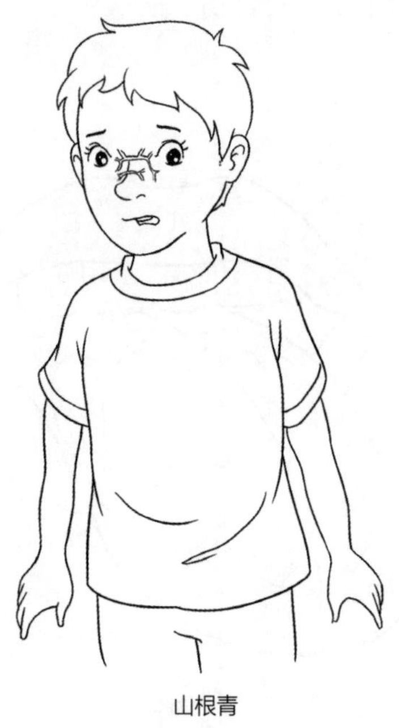

山根青

论是天生还是后天，都会造成同样的结果——脾胃虚寒，中焦能量不足。脾土生肺金，脾虚肺亦虚，所以孩子容易感冒、咳嗽、腹胀、腹痛、消化能力差。中医认为青色属肝，肝藏魂，与情志活动有密切关系。山根青的孩子容易受惊吓，睡眠不安，夜惊、夜啼，容易肝气郁结、脾气急躁。有青筋的孩子，容易脾气急，肝气不疏，这是他的体质导致的，所以更需要父母的包容接纳和理解，多点正面引导，尽量不用负面的语言批评孩子。父母要用满满的爱来滋养孩子，弥补孩子天生中焦能量不足。

地图舌也是脾胃不和的表现

孩子的舌头上老是有一块一块的白块，这时候家长千万不要掉以轻心，这是地图舌。

引起地图舌的原因有：抗生素使用过多，积食导致脾胃虚弱，孩子平时吃生冷寒凉、油腻、甜食过多，损伤脾胃导致脾胃运化无力 。

孩子的日常饮食一定要控制好，不要吃太多，更不要过食寒凉、油腻的食物，更不要动不动就给孩子吃药打针伤了根本。

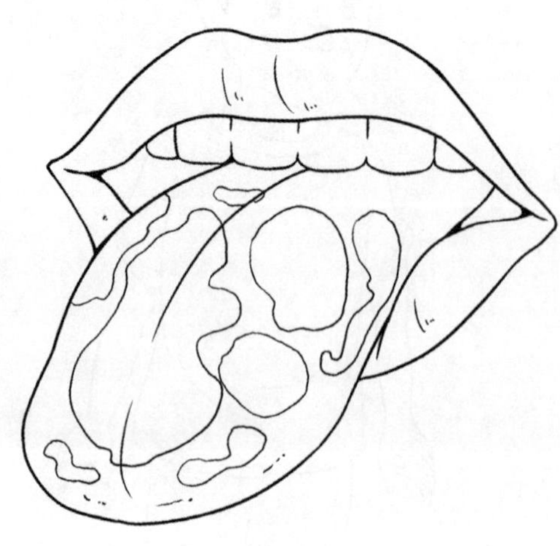

地图舌

脾胃强，肺气就强，孩子不爱感冒、咳嗽

脾胃强弱决定了肺的津气盛衰

医圣张仲景说过一句话叫“四季脾旺不受邪”，这句话的意思就是说一年四季，如果一个人的脾气旺盛、强壮，就不易受邪，也就是不易生病。

中医认为，肺主一身之气，肺通过管理体内的气，协助心脏治理全身，包括脾胃。脾之所以能把水谷精微物质输送到全身，是依赖肺气的宣发功能；脾能运化水湿则依赖肺气肃降功能的协调。而且肺气还能抵御外邪的入侵，防止外感的发生。但是，这一切都要在肺气强健的前提下才能实现。那么，肺气如何才能强健呢？肺气的强健是由谁来决定呢？是脾胃。“脾土生肺金”，因为脾属土，肺属金，按照中医的五行理论，是土生金，更形象地说，脾胃和肺就像一对母子，脾胃是母亲，肺是孩子。母亲身体好，生出来的孩子身体就强壮；反之，母亲身体虚弱，病痛不断，生出来的孩子必然也是羸弱多病。

因此说，肺的津气盛衰，肺脏功能的强弱，都取决于脾胃功能的强弱。脾胃功能强壮的孩子，吃进去的食物能够被很好地消化吸收，并被转化成强大的肺气，当充沛的肺气遍布全身时，身体的防御体系才更加强大，抵御外邪的能力才会增强，肺的功能强壮了，孩子也就不容易得呼吸系统疾病了。

我们每天接待的小病号大部分是呼吸系统疾病，大多是外感引起的，外感就是外邪伤肺，孩子的肺脏非常娇嫩，有个风吹草动，肺先遭殃。肺的主要生理功能是主气、司呼吸、主宣发肃降、辅佐心脏调节气血的运行。肺作为五脏六腑抵御外邪的第一道屏障，其本身还是很娇弱的，很容易发病。孩子一旦遇到降温、着凉，就会感冒发烧、咳嗽，甚至引起肺炎。如果孩子肺气强壮，就能够把外邪抵挡在体外，就不易得病。

脾胃强大，孩子的抗病能力才强大

前面我们说过，中医理论讲脾胃属土，肺属金，因为“土生金”所以“脾土生肺金”。也就是说，一个人脾胃功能的强壮与否，决定了肺系统的强壮与否。

当我们脾胃好的时候，吃下去的食物中的营养物质很快就能转化为我们的正气——防御部队，它们能够有力抵御外来的病邪——细菌、病毒等。

防护我们身体的是一种叫“营卫之气”的东西。“营气”是在经脉里面行走的，“卫气”是行走于经脉之外的。“营气”是液体状的营养物质，等于“弹药”；“卫气”是一种气，是人体体表的“防御系统”。营卫和谐，协同作战，就能保卫我们的身体不受病邪侵犯。

“营卫之气”从哪里来呢？是从我们的脾胃化生而来的。脾胃吸收食物中的营养物质，然后向上输送，经过肺，再由肺输送到全身。

实际上，我们身体内的营养物质要转化成营卫之气并输送到全身，变成强大的防御系统，这是由肺来负责的。因为“肺主皮毛”，肺主一身之气，所以肺在向全身运行营卫之气的过程中起了很大的作用，但产生、供应“营卫之气”的生产基地是脾胃。

归根结底，只有脾胃强大，人体的防御部队——“营卫之气”才会强大，才不容易得病。

警惕“装修性哮喘”

2015年4月28日晚，曾两度登上央视献艺的某童星因白血病复发抢救无效去世，年仅8岁。相关报道称，其白血病疑似因装修污染导致。某童星的妹妹在缅怀哥哥的一篇长微博中写到：“我跟哥哥从小一块长大，妈妈说，可能是在哥哥一两岁的时候，我们家搬家装修次数比较多，才得这样的病。”

据报道，全球每年因室内空气污染引起上呼吸道感染死亡的儿童约210万，70%的白血病患儿家庭在一年内进行过房屋装修。

这些年，很多家庭都购买了商品房，买了新房自然是要装修的，在这个过程中，可能就埋下了健康隐患。很多年轻人结婚后住进新房，因为装修污染，造成怀孕后胎儿畸形、胎死腹中等悲剧，还有些成人和孩子得了白血病。这些都是非常惨痛的教训。装修污染主要包括室内装饰装修材料和装修过程带来的污染，如板材、化纤地毯、壁纸等，尤其是低档材料，还包括家具和家电带来的污染。甲醛、苯、氨、氡、总挥发性有机化合物（TVOC）是危害健康的“五大杀手”。

除了白血病，还有一个现象就是哮喘的孩子特别多。很多人都是在装修后，感觉房间气味不大，于是搬进去居住，住上一段时间后，轻者会出现咽干、咽痛等轻微的上呼吸道疾病症状，重者会引起咳嗽、胸闷、呼吸困难以及支气管哮喘急性发作，这种现象被称为“装修性哮喘”。

由于冬季多关门闭户，一些秋季新装修房子的消费者觉得气味不大，但是供暖以后发现房间里出现气味，大多数人特别是一些老人、儿童和体弱者在室内活动的时间增多，同时冬季又是各种呼吸系统疾病的多发季节，因此室内空气中甲醛、苯、氨和放射性物质氡等污染物对人体的危害更大。

很多家长看到孩子出现咳嗽、咽痛等现象，误以为孩子感冒了，给孩子随便吃点治感冒的药，如果治疗不及时，就会造成孩子慢性哮喘，因此家长要引起重视。新房装修以后要注意通风，秋冬季节通风时，不要白天晚上都开窗，因为温度太低不利于污染物的释放，最好晚上封闭让有害物质释放，白天再开窗通风，期间最好不要入住。

入住以后要随时注意室内环境的监测，一旦发现孩子或家人有相关症状应尽早就医，以免延误病情。

除了家庭，还要注意幼儿园、学校是不是近期进行过装修，装修后要注意观察孩子的表现，出现不适应尽早就医。

悲忧伤肺，让孩子快乐起来

中医认为，人体因外界环境而引起的情志变化，是由五脏的生理活动产生，所以将七情称为五志，分属于五脏。七情损伤五脏而致病，是由于气机逆乱、血行失常、阴阳失调。过度的七情，作为精神致病因素，能直接损伤相应的五脏。

中医认为，喜、惊伤心，怒伤肝，思伤脾，悲、忧伤肺，恐伤肾。悲、忧伤肺有一个典型人物就是林黛玉，林黛玉天天哭，哭着哭着她那肺结核就来了。

悲伤的情绪不断消耗肺气，肺主呼吸的功能就会减弱，造成肺卫不固，容易受到外邪的侵袭，于是感冒、咳嗽、咳痰、哮喘等病症就都来了。

很多家长不重视孩子的心理健康，孩子的喜怒哀乐家长都不清楚，以至于孩子病了也找不到病根。

从中医角度讲，悲伤肺，悲伤的情绪会影响肺的呼吸和防卫功能，遇到寒邪侵袭就会导致感冒，严重的会引发肺炎。从西医的角度讲，悲伤的情绪会影响人体内很多激素、神经递质的分泌，影响免疫功能，造成机体抵抗力下降，当有细菌、病毒侵犯的时候，身体就抵挡不住了。

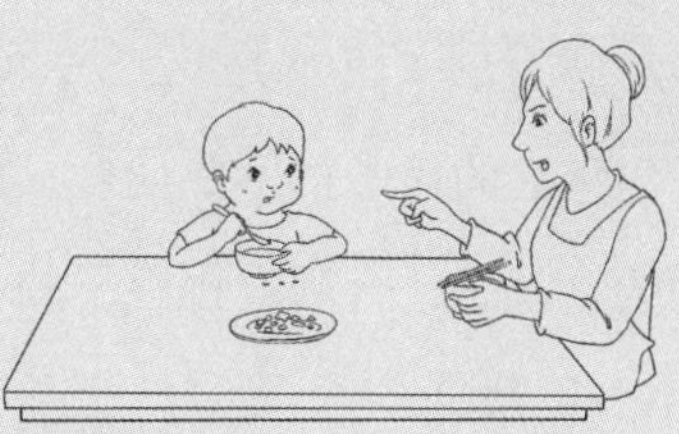

第2章

粗茶淡饭，五谷养脾胃

养护脾胃的关键是吃好一天三顿饭

孩子处于不断生长发育中，对营养的需求非常旺盛，所以负责消化吸收的脾胃就担负起重要责任，发挥着巨大作用，可谓非常辛苦。小儿脾常不足，脾胃尚未发育完善，如果平时不注意对脾胃的养护，非常容易造成脾虚，影响营养的消化吸收，进而影响身体健康和生长发育。

养护脾胃的关键就是吃好一天三顿饭，根据孩子的年龄特点合理摄入营养，任何年龄的孩子都不要偏食，更无须补充过多维生素和矿物质，只要树立科学的饮食观念，合理安排孩子的一日三餐，再加上适量的运动，孩子就能平安、快乐地成长。

除了6个月以内的婴儿可以按需哺乳，没有限制外，从孩子开始吃固体食物起，就要逐渐养成固定的进餐时间。孩子3岁以后，就一定要养成三餐定时、规律饮食的习惯。

孩子的脾胃是很娇嫩的，如果饥一顿饱一顿，饮食没有规律，对脾胃的伤害是很大的。家长要想养好孩子的脾胃，首先要做到的就是让孩子吃好每顿饭。“早餐宜好，午餐宜饱，晚餐宜少”，这才是养脾胃的根本所在。

早餐宜好

早餐是孩子每天所需营养中必不可少的一部分，吃好了能让孩子胃气充盈，身体更强壮，不容易生病。

根据中医子午流注学来说，胃经在辰时当令，就是早晨7~9点，所以最好让孩子在这个时间段吃早餐。吃得过早会影响胃肠道的休息，吃得过晚又会影响消化和吸收。对脾胃虚弱的孩子来说，早餐应清淡易消化，同时要保证营养，如牛奶、鸡蛋、豆浆、稀粥、蛋羹、包子、面条、水果等都是不错的选择。切忌让孩子经常吃油条、剩菜剩饭等不健康的食物。

午餐宜饱

午餐最好在13点之前吃完，因为中医认为13~15点（未时）是小肠经当令，是小肠精力最旺盛的时间段，有益于营养的吸收。午餐要吃饱，但不是说午餐要吃得特别饱，甚至感到撑，午餐达到八成饱即可。家长应根据平时对孩子的了解，掌握好这个八成饱的度，每个孩子都是不一样的。

午餐应注意食物营养的搭配，多吃富含优质蛋白质的食物，如鱼、瘦肉、鸡蛋、禽肉、豆制品等，有助于孩子智力及身体的生长发育。另外，在吃午餐前，最好让孩子喝点清淡的汤，这样能够很好地调摄胃气，有助于消化。

晚餐宜少

吃晚餐的最佳时间应是晚上17~19点（酉时），不要太晚，以免影响睡眠。晚餐后运动量少，如果孩子吃得太饱，脾胃消化不了，堆积下来，很容易发胖，所以晚餐要让孩子少吃一点，既有利于养护脾胃，更有助于睡眠。

晚餐最好给孩子吃些清淡的食物，如番茄鸡蛋汤、菠菜汤、大米粥、小米粥等，搭配一些清淡爽口的小菜，既有营养，又容易消化吸收，还不会增加孩子胃肠负担。

总之，给孩子安排一日三餐，考验的是家长们的耐心和细心，如何把孩子一天所需的营养分配到一日三餐中，让孩子按时吃饭、吃好饭，这是调养孩子脾胃的关键。

调养脾胃，先调整饮食结构

荤素搭配，少吃肉

现在很多孩子脾胃虚，大多与吃肉过多有关。肉食味美，孩子都喜欢吃，甚至有的孩子只吃肉，一口青菜都不吃。但是，肉中的脂肪含量高，不容易消化，吃太多肉，肠胃消化不了，只能积在肠胃里，增加脾胃负担，使脾胃更加虚弱。所以，家长一定要调整好孩子的饮食结构，多给孩子吃些有营养、易消化、易吸收的食物，荤素合理搭配，不要一味纵容孩子吃高热量、高脂肪的食物。还有就是饮食要有禁忌，不给孩子吃生冷、辛辣、油炸的食物，不喝高糖饮料和碳酸饮料。生冷易伤脾，辛辣易助湿生内热，油炸食品不易消化，易导致胃实症状。高糖饮料和碳酸饮料也会影响脾胃升清降浊的功能，故都应适当控制。

让孩子吃到七成饱，别担心孩子会饿着

俗话说："若要小儿安，三分饥和寒。"意思是说要想孩子不生病，就不要给孩子吃得太饱、穿得太多。

中医认为节戒饮食乃祛病之良方，说白了就是要控制孩子的食量，养成良好的饮食习惯，保证孩子脾胃的正常功能，就可以杜绝一部分常见病。其实，节戒饮食是家长护理孩子脾胃最容易忽视的细节，却是最重要的一环，也是需要家长掌握的重要护理观念。什么是节戒饮食呢？就是要让孩子保持一种"节食"的状态，吃东西不要没有节制。

我小时候生活在农村，记得奶奶经常会"无缘无故"让我饿一天，不给饭吃，那时候小，也不懂为什么，其实那都是老一辈人的育儿智慧，可能头一天吃多了，第二天就让你饿两顿，让脾胃休息一天，以免造成积食。用现在比较流行的说法，这叫"饥饿疗法"。

《黄帝内经》中也说：“饮食自倍，脾胃乃伤。”所以，无论是哪一种食物，再有营养、再好吃也不能让孩子吃得太多，否则，孩子不但无法吸收这些营养，反而会损害脾胃，造成积食等脾胃病。那让孩子吃多少合适呢？七成饱就行了，尤其是晚饭，更要少吃，要给脾胃充分的休息时间。

孩子不能吃到十成饱，更不能吃到撑。孩子小，往往不知饥饱，喜欢吃的就吃很多，停不下来。

从胃肠吃饱到大脑感受到饱，需要一段时间，往往吃到七成饱时停下来，过一会儿，大脑才会反应过来，这个时候摄入的食物其实已经满足身体需要了；当胃肠感到饱了的时候，可能就已经吃多了。孩子不懂得什么是七成饱，所以家长要注意观察孩子的饭量，适时停止孩子进餐。还有一点就是不要强喂，也不要和别的孩子比饭量，填鸭式喂食的结果就是造成孩子厌食、积食。

家庭的饮食习惯决定孩子的健康

健康饮食，父母要做好表率

一个家庭的饮食习惯很大程度上是一个家庭教养、素质的反映和体现。

有一天，一个爸爸带孩子来看病，进来的时候就听儿子在嘟囔：“是你没有给我做好榜样。”身边的爸爸大声斥责着：“什么，还赖我没给你做好榜样？”虽然不知道他们具体在说什么，但凭直觉我认为孩子说的没错。孩子出生后，家长的一言一行孩子都会看在眼里，记在心上。有样学样，在饮食习惯方面也一样。如果父母挑食、偏食、暴饮暴食或者吃饭没样，那孩子也很可能是这个样子。看病的时候，总是听到家长埋怨孩子不吃胡萝卜，孩子就会说：“你还不吃呢。”所以家长一定要以身作则，首先自己要养成良好的饮食习惯，孩子在这样的环境里，自然就养成好习惯了。

不要在饭桌上训斥孩子

百病皆生于气，孩子发生的多种病症都与气机失调有关。很多家长平时跟孩子在一起的时间很少，孩子一天中见到家长的机会也就是在饭桌上了。通常家长会利用这个时间询问孩子的学习情况，或者因为一点小事在饭桌上训斥孩子。孩子进食的时候，大脑会给肠胃发出信号，促进肠胃分泌消化液，如果此时批评孩子，会分散他的注意力，影响消化液的分泌，一两次可能不会有问题，次数多了，消化系统就会发生紊乱，进而出现消化不良、厌食等各种消化问题。所以，即使是孩子有错，也要在饭后再进行教育，不要在不经意间伤害到孩子的脾胃。

还有些家长会用奖励或惩罚等方式让孩子好好吃饭，经常会说："你把这个菜给我吃了，吃完我给你喝可乐。"一方面，孩子有逆反心理，你越让他吃，他越不吃；另一方面，以喝饮料作为孩子吃菜的奖励，又给孩子养成了另一个坏习惯。

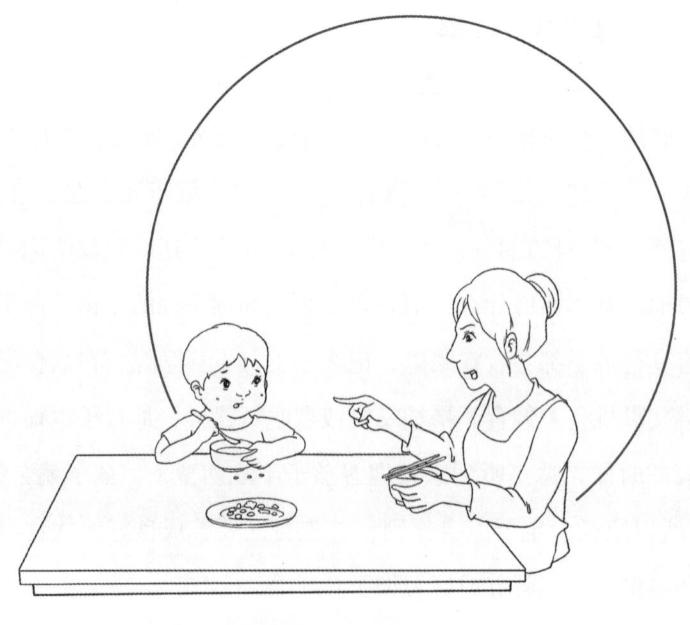

避免饭桌上训斥孩子

小儿饮食讲究“甘、淡、温、软、鲜”

甘味食物养脾胃

《黄帝内经》中有“五味入五脏”之说，即“酸入肝，辛入肺，苦入心，咸入肾，甘入脾”。甘入脾，也就是说脾主甘味，孩子脾胃虚弱，适当吃些甘味食物，可以补益脾胃。

甘味食物，就是口感有点甜的食物，但是，中医所说的甘味食物并不局限于此，更主要的是指具有补益脾胃作用的食物。甜和甘的概念不完全相同，甘味未必都多糖，比如山药、菠菜、薏米、牛肉、玉米等，都属甘味，因此在选择时不要想当然。

日常中具有代表性的甘味食物家长可以通过以下表格了解一下。

食物分类	代表性甘味食物
谷薯类	小麦、大米、小米、玉米、薏米、糯米、黑米、燕麦、山药、土豆、红薯等
豆类	黄豆、绿豆、豌豆、黑豆、青豆、豇豆、红豆、扁豆、蚕豆等
蔬菜	黄瓜、丝瓜、冬瓜、南瓜、胡萝卜、莲藕、豌豆苗、香菇、白菜、菠菜、圆白菜、茄子等
水果	苹果、甘蔗、樱桃、香蕉、菠萝、草莓、葡萄、红枣等
肉类	鸡肉、牛肉、羊肉、猪肉、鲫鱼、鲑鱼、鲢鱼、草鱼、鲈鱼、鳝鱼等
坚果及干果类	栗子、核桃、花生、南瓜子、西瓜子、腰果、榛子、松子、葵花子、桂圆、开心果、莲子等
调味品	蜂蜜、白糖、红糖、冰糖等

备注：甘味食物虽然有补脾胃的作用，但也不能让孩子吃太多。甘味食物食用过多易生痰，痰碍脾运，运化失调，导致肥胖。

尽量少让孩子吃奇特的东西

给孩子吃的食物最好以平和为主，尽量少摄入那些奇特的东西。孩子的一大特点是“脾常不足”，身体各器官还没有发育完善，容易对某些食物产生反应，这个比例是大于成人的。

什么是奇特的东西呢？就是我们平时不常见、不经常吃的食物。

特别香的食物和口味重的食物会导致孩子脾失调

家长不要用特别香的食物去调和孩子的脾胃。孩子的脾胃是很娇嫩的，如果孩子从小经常吃口味重的东西，势必会给他的脾胃造成很严重的刺激。一旦孩子的口味被调重了，就无法适应甘淡的味道了，反过来就会造成脾失调。

多给孩子吃温热的食物

脾胃是喜欢温暖，讨厌寒凉的，生冷食物对孩子脾胃的伤害非常大，尤其是在夏季给孩子吃过多冷饮、凉性瓜果等，更容易伤害脾胃，引起胃胀疼痛、腹泻、呕吐等病症。同样，也不能给孩子吃过烫的食物，以免烫伤孩子娇嫩的消化道黏膜。家长要给孩子吃温热的食物，适宜的温度应“不烫不凉”。饭菜做好后，要等到不烫时再给孩子吃；刚从冰箱里拿出来的水果、酸奶等，也应该在常温下放一会儿再给孩子吃。

当然，除了给孩子吃温热的食物，家长还要注意给孩子胃部保暖，随时关注天气变化，适时给孩子增加衣物，以免肠胃受凉。

清淡饮食最合孩子脾胃

清淡的食物容易消化，更适宜孩子的脾胃特点。过咸、过甜、辛辣、过苦的食物都不利于孩子消化吸收。由于孩子的脾胃还很娇嫩，所以家长在给孩子准备饮食时，一定要注意以低脂、低盐、清淡为主，选择含有优质蛋白质的食物，多给孩子吃新鲜的蔬菜、水果，少吃肥甘厚味、生冷辛辣的食物，还要做到荤素搭配、营养均衡。把好食物这道关，脾胃健康就有了良好的基础。

细软的食物易吸收，脾胃负担小

粗糙的食物不仅会加重胃的负担，还会损伤胃黏膜，导致消化系统疾病。孩子的脾胃功能较弱，给孩子的食物以柔软、易消化的为主，如汤粥类、面条、包子、土豆等。

新鲜食物营养最好

新鲜食物包括当年收获的粮食、未经腌制的蔬菜、未经加工的水果、刚烹调的饭菜等。食物放置时间过长就会变质，不仅某些营养素会减少，还可能产生对人体有毒有害的物质，引起肠胃病，所以在给孩子安排饮食时，一定要选择新鲜的食物，尽量做到现做现吃。不要给孩子吃剩菜剩饭、腌制的咸菜和罐头食品。

细嚼慢咽养脾胃

有的孩子吃饭狼吞虎咽，家长看了很开心，认为孩子吃得快、吃得多，食欲好，身体壮。可事实上，吃得太快，食物没有嚼烂就咽下去，脾胃需要花费很大的力气去把大块的食物磨碎，这样一来，就会加重脾胃的负担。如果是肉食或者坚硬的食物吃得过多，脾胃来不及消化，长此以往就会造成积食。所以，家长要从孩子刚刚学习吃饭的时候就培养孩子细嚼慢咽的好习惯。

让孩子细嚼慢咽吃饭，就要给孩子留出充裕的吃饭时间，每餐以20~30分钟为宜，因为进食20分钟以后，大脑才会发出吃饱的信号。如果孩子吃得太快，等到大脑发出吃饱的信号时已经吃进去太多食物了，长此以往就会给肠胃造成很大负担。其实孩子每吃一口饭，都要细嚼30下，当然，我们生活中可能做不到这么标准，但是一定要培养孩子细嚼慢咽的意识，并养成习惯。

多给孩子吃接地气的食物

什么是地气

我们常常说要接地气，那么什么是地气呢？有一种解释为：地中之气。《礼记·月令》："（孟春之月）是月也，天气下降，地气上腾，天地和同，草木萌动。"一般来说，根类食物最得地气，如萝卜、土豆、红薯、花生等。要想"接地气"，可多吃根类食物。

再者，土色为黄，多吃黄色食物，如玉米、黄豆、红薯、南瓜、柠檬等，也可得地气。五谷之中，小米为黄，得土之正色，最养人，也最助脾胃之气。

多吃接地气的食物，还有一层含义，就是不要吃过度加工的食品，也不要吃得过于精细。

民以食为天，食以土为本

土地是人类生存之本，五行与五方、五脏相对应，其中，脾脏属土，配中央。"土"位居中央，可见其地位多么崇高。古人是非常崇尚"土"的，因为粮食、蔬菜、瓜果都是长在土地上的，它们之中包含了天地自然之精华。让孩子多吃接地气的食物，是说多吃那些在土里生长的农作物。

茯苓，健脾胃的首选

健脾胃，首选就是茯苓。《本草纲目》说，茯苓“健脾胃，强筋骨，利关节”。茯苓，是一种寄生于松树根下的腐生真菌，味甘淡，性平，入心、脾、肺、肾经，具有利水渗湿、健脾和胃、宁心安神的作用。

茯苓夹饼的传说

北京有个著名小吃叫茯苓夹饼，就是用茯苓霜和精白面粉做成薄饼，中间夹上用蜂蜜、砂糖熬化的蜜饯及松果碎仁，其形如满月，薄如纸，味美甘香。

古代把茯苓列为上品，有安魂养神、不饥延年的作用。在魏晋时期，茯苓就被当作养生佳品，王公大臣们常用茯苓与白蜜同服。而清宫中，慈禧常年让御厨为她制作茯苓饼食用。为什么慈禧晚年特别喜欢吃茯苓饼呢？这里有个养生故事。话说当时北京城外的香山上有个法海寺，寺内有个老方丈，素有“老寿星”之称。到此进香的人，听说老方丈已九十多岁了，就问他实际年龄，连他自己也说不上来。但是老方丈精神特别好，每天除了坐禅、练功，就是上山采药。他除了吃松子，便是吃自己亲手烙的不知名的小圆饼。

有一年，慈禧在香山行宫养病，眼看自己年纪大了，又得了时常犯的心痛病，日夜烦扰，生怕自己活不成了。宫中的御医对她的病也束手无策。无奈之下，有人劝她向法海寺老方丈求医，也许会有好办法。慈禧忙叫手下人请来老方丈，老方丈向她进献了自己亲手制作的圆饼数枚，让她服用，并对她说：“人生在世不求仙，五谷百草保平安。此饼乃是老衲所采茯苓所制，名曰‘茯苓饼’，有养生健身奇效。”说着，他又取来自己采集之物给太后观看。太后连声称赞，并熟记在心。慈禧回紫禁城之后，把御医和御膳房名厨叫来，如此这般一说，限令他们试制“茯苓饼”。时隔不久，精美饼食即奉献于太后面前了。御医研讨后的制作方法，被载入太医院“仙方册”中。慈禧太后自从经常进食茯苓饼后，还真的“返老还童”了。她不仅很少犯心痛病，而且头发也由白变黑了。

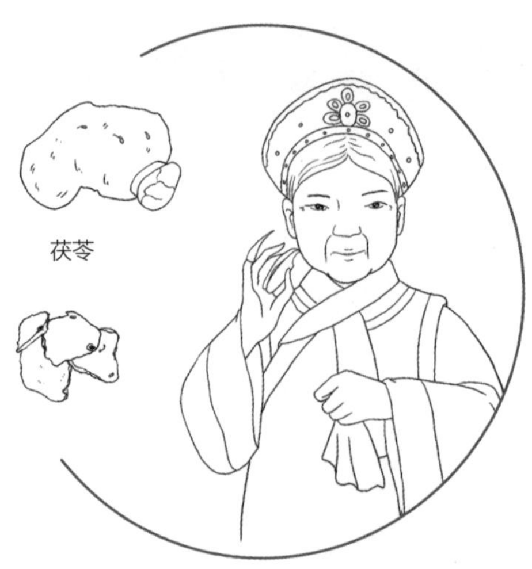

小小圆饼如此神奇，到底饼中的茯苓有哪些好处呢？茯苓是常年深埋在地下的寄生菌类，又长着一层黑褐色外皮，看上去像一个土疙瘩。尽管其貌不扬，它的药效却相当显著。《红楼梦》多处写到茯苓，其实黛玉吃的人参养荣丸、秦可卿吃的益气养荣补脾和肝汤中都有茯苓这味中药。《红楼梦》第六十回描述："广州官来拜贾家，送上茯苓霜篓做门礼，并说茯苓霜怪峻，雪白的，拿人奶和了，每日早上吃上一盅，补人的……"看来，曹雪芹深知茯苓性味。

明代李时珍《本草纲目》中介绍了茯苓馄饨的做法：黄雌鸡肉四两，茯苓末二两，白面六两，做成馄饨，入豉汁煮食，三五次可治疗噎食不通。

茯苓对于比较胖的孩子也适合，因为茯苓还有一个功效是祛湿。胖是湿气重，脾有运化水湿的作用，胖孩子爱出汗，大便还稀，这是因为脾虚湿盛。

茯苓怎么吃

茯苓是药食同源的典型，既可入药，也可以应用在日常饮食中。中药店、超市或网上都可以买到，有块状的，也有粉状的。平时煮粥、煲汤时可以放一点茯苓粉，也可以将牛奶加热后冲入一勺茯苓粉，能够安心宁神、健脾利湿。

茯苓饼

材料 糯米粉、茯苓粉各200克，芝麻10克，白糖100克。

做法 将所有材料加入适量水调成糊，以微火在平锅上摊烙成薄饼即可。

功效 健脾补中，宁心安神。

茯苓莲子粥

材料 大米50克，薏米、茯苓粉、莲子各10克。

做法 将以上材料加水同煮成粥即可。

功效 益气健脾。

茯苓桂圆饮

材料 茯苓、桂圆肉各10克，酸枣仁3克（打碎），红枣10枚。

做法 将以上材料加水煎煮2次，每次约半小时，早晚服用。

功效 补心安神。

茯苓香菇饭

材料 大米200克，白茯苓粉50克，香菇丝15克，油豆腐丁60克，料酒、盐、酱油各适量。

做法 将大米、白茯苓粉、香菇丝、油豆腐丁放入锅中，加入适量水、料酒、盐、酱油焖煮至饭熟即可。

功效 补脑健身，健脾和胃，补中益气。

山药，健脾养胃的山珍妙药

山药是著名的药食两用之物。《神农本草经》将山药列为上品，称其“主伤中，补虚羸，除寒热邪气，补中益气力，长肌肉，久服耳目聪明，不饥，延年轻身”，给予了很高的评价。

山药的传说

关于山药，流传着很多故事，其中有一个故事可以给孩子讲一讲，孩子会对这种食物印象更深。

传说古时候，焦作一带有一个小国，叫野王国。由于国小势弱，常被一些大国欺负。一年冬天，一个大国派军队入侵野王国；野王国的将士们虽然拼死奋战，但最终因军力不足战败了。战败的军队逃进了深山，偏又遇到天降大雪，大国的军队封锁了所有出山的道路，欲将野王国的军队困死山中。大雪纷飞，将士们饥寒交迫，许多人奄奄一息。正当绝望之时，有人发现一种植物的根茎，吃起来味道不错，而且这种植物漫山遍野。士兵们喜出望外，纷纷挖这种植物的根茎吃。更为神奇的是，吃了这种根茎后，将士们体力大增，就连吃这种植物的藤蔓和枝叶的马也强壮无比。士气大振的野王国军队终于夺回了失地，保住了国家。后来，将士们为纪念这种植物，给它取名“山遇”，随着更多人食用这种植物，人们发现它具有治病强身的功效，遂将“山遇”改名为“山药”。

铁棍山药、怀山药、淮山、菜山药的区别

可能有很多家长都有这个疑问，一般菜山药、铁棍山药、怀山药、淮山，是一码事儿吗？我到底该买哪种呢？

说到这儿，不得不说一说山药的产地。虽然山药在河南、河北、山东、广西、福建、广东都有广泛种植，但以古怀庆府（今河南省焦作市境内）所产山

药最为地道，被称为怀山药或怀山。过去受交通和信息传递限制，以讹传讹，广东、福建等南方地区误以为“怀””是淮河之“淮”，称之为“淮山”。现在药房的干山药片，一律也称作淮山。铁棍山药产自焦作市温县，是业界公认的最好的山药。铁棍山药有个特点就是表皮有红色铁锈斑点，因此称为铁棍山药。铁棍山药可以蒸熟后去皮食用，也可以切成小段，和大米煮粥食用。如果是用来炒菜，比如餐厅常见的山药炒木耳，就可以选择那种表面比较光滑、肉质比较脆的菜山药。药用的话就需要去药店购买。

山药怎么吃

山药的吃法简单多样。鲜山药可以洗净蒸熟后去皮食用，也可以和大米一起熬粥食用。传说陆游就是经常喝山药粥，所以才得享86岁高寿。有老人、孩子的家庭可以经常煮一锅山药粥，早餐、晚餐食用，孩子健康，老人长寿。

山楂山药饼

材料　鲜山楂肉、鲜山药各200克，白糖30克。

做法　将鲜山楂肉和山药分成等份，然后加入白糖蒸熟，冷却后压成饼食用。

功效　养阴生津，健脾开胃。

山药扁豆粥

材料　山药、扁豆、大米各50克。

做法　将以上材料分别洗净，入锅，加适量水共煮成粥即可。

功效　益气健脾。

白术山药粥

材料　干山药、白术各30克，大米100克，冰糖适量。

做法　干山药、白术研成细末，大米洗净。锅中放入适量水煮沸，放入大米，大火煮沸，转小火煮至粥成，放入山药粉和白术粉，再煮10分钟，搅拌均匀即可。食用时可加适量冰糖调味。

功效　健脾补虚，适用于脾胃虚弱、不思饮食的小儿。

山药散

材料　干山药30克，米汤适量。

做法　将干山药小火炒成黄色，研为细末，用米汤送服。

功效　补脾益气、涩肠止泻，适用于小儿腹泻。

莲藕，生食去火，熟食养胃

莲藕是莲的根，因其地下茎色白故也叫白茎。江南靖士陈志岁《咏荷》诗：“身处污泥未染泥，白茎埋地没人知。生机红绿清澄里，不待风来香满池。”莲藕可药用也可食用，是典型的药食两用植物。

莲藕的典故

莲藕主要产自南方，著名的藕品有苏州的荷藕，有“雪藕”之称，其品质优良，在唐代时就列为贡品。色白如雪，嫩脆甜爽，生吃堪与鸭梨媲美，韩愈曾有诗“冷比雪霜甘比蜜，一片入口沉疴痊”赞之。湖南省汉寿县西竺山乡的白臂藕白如玉、壮如臂、汁如蜜，吃起来嫩脆脆、水汪汪，落口消融，食而无渣。广西贵县大红莲藕，身茎粗大，生吃尤甜，熟食特别绵。据说，乾隆皇帝游江南时，就指名要尝贵县大红莲藕。现在，当地人还喜欢设“全藕席”招待客人。湖北省洪湖藕富含淀粉、蛋白质、维生素等成分，鲜美爽口，早已驰名中外，被誉为“水中之宝”。杭州人则推崇西湖的藕，由于它白嫩如少女之臂，美其名曰“西施臂”。此外，著名的莲藕还有安徽雪湖贡藕，江苏宝应的美人红，南京的大白花，河北泽畔贡藕等。

叶圣陶散文《藕与莼菜》中写道：同朋友喝酒，嚼着薄片的雪藕，忽然怀念起故乡来了。若在故乡，每当新秋的早晨，门前经过许多的乡人：男的紫赤的臂膊和小腿肌肉突起，躯干高大且挺直，使人起健康的感觉；女的往往裹着白地青花的头巾，虽然赤脚，却穿短短的夏布裙，躯干固然不及男的这样高，但是别有一种健康的美的风致；他们各挑着一副担子，盛着鲜嫩玉色的长节的藕。在藕的池塘里，在城外曲曲弯弯的小河边，他们把这些藕一再洗濯，所以这样洁白。仿佛他们以为这是供人品味的珍品，这是清晨的画境里的重要题材，倘若涂满污泥，就把人家欣赏的浑凝感打破了；这是一件罪过的事情，他们不愿意担在身上，故而先把它们濯得这样洁白了，才进城里来。他们想要休息的时候，就把竹担横在地上，自己坐在上面，随便拣择担里的过嫩的藕枪或是较老的藕朴，大口地嚼着解渴。过路的人就站住了，红衣衫的小姑娘拣一节，白头发的老公公买两支。清淡的美的滋味于是普遍于家家户户了。这种情形差不多是平常的日课，要到叶落秋深的时候。

莲藕怎么吃

莲藕有生食和熟食之分，生食可清热生津，凉血止血；熟用可补益脾胃，益血生肌。生藕性寒，味甘，入胃，对脾胃虚弱的孩子来说会有一定的刺激作用。要想让莲藕发挥养胃滋阴、健脾益气的作用，就一定要吃熟藕。因为藕熟了以后，其性由寒变温，虽然其消瘀、清热的性能有所减退，却对脾胃有益，有养胃滋阴、益血、止泻的功效。尤其是把藕加工制成藕粉，更是不可多得的食补佳品，营养丰富，又易于消化，有养血、止血、调中开胃的功效。秋天鲜藕上市的时候，南方民间有“新采嫩藕胜太医”之说。有条件的话，不妨趁着新藕上市的时候自己在家做一些藕粉。

在这里，我可以教大家一种制作藕粉的简单方法：新藕洗净晾干，把藕连皮切成薄片，为了加快干燥速度，可以先放在笼上蒸5~6分钟；然后把藕片平铺在干净的纱布上晒干，等彻底晒干、晒透后，放入研钵中捣成粉末即可。

吃早餐时，给孩子冲上一碗晶莹剔透的藕粉，淡淡的藕香特别有助于开胃。从营养学角度来看，不仅能保证摄取充足的碳水化合物，蛋白质、维生素C、膳食纤维、矿物质的含量也很丰富。不要给孩子每天早上都喝白粥或者喝牛奶，不妨经常换换口味，冲点藕粉，还可以加点蜂蜜、红糖或者桂花。

莲藕的食用方法有很多，可以凉拌、清炒，还可以炖汤，凉拌时也需要先焯熟后再拌。需要注意的是，无论是清炒、凉拌、炖汤，都不要刨去藕皮，丢弃藕节和藕上面的芽。除了藕节上面的须可以除掉外，其他的部分统统保留，洗干净后与莲藕一起切片、切丝或切块，只有这样，才能充分发挥莲藕的食疗功效。七孔藕淀粉含量较高，水分少，糯而不脆，适宜做汤；九孔藕水分含量高，脆嫩、汁多，凉拌或清炒最为合适。以下介绍一些适合孩子食用的食疗方：

莲藕粥

材料 莲藕200克，大米100克，冰糖适量。

做法 将新鲜莲藕洗净、切成薄片，大米淘洗干净。锅中烧开适量水，放入大米、莲藕片大火煮沸，再转小火煮30分钟，放入冰糖煮化即可。

功效 健脾、开胃、止泻、益血。适用于小孩食欲不振、大便溏薄等症。

莲藕炖排骨

材料 猪肋排250克，莲藕、山药各100克，姜片10克，葱段20克，盐少许。

做法 猪肋排洗净，剁成小块；莲藕洗净切块，山药去皮洗净、切滚刀块。锅中加入适量水，放入姜片、葱段、猪肋排大火煮沸，撇去浮沫，放入莲藕块、山药块，大火煮沸，再转小火煮30分钟，下盐调味即可。

功效 健脾，润肺。

小米，养胃佳品，不是补药胜补药

《本草纲目》说，小米“治反胃热痢，煮粥食，益丹田，补虚损，开肠胃”，是“和胃温中”的佳品。小米味甘、咸，有清热解渴、健胃除湿、和胃安眠等功效，内热者及脾胃虚弱者更适合食用它。有的人胃口不好，吃了小米后能开胃又能养胃，我国北方许多妇女在生育后，都有用小米加红糖来调养身体的传统。此外，小米营养丰富，其中色氨酸的含量为谷类之首，色氨酸有调节睡眠的作用，睡前服用小米粥可使人安然入睡。

小米粥的典故

我在一本书看到，作者的爷爷是全家人的精神支柱，手术后，大家因为爱，拼命地给爷爷增加营养，后来爷爷不能正常饮食，就千方百计地把这些油腻的高营养食物打成糊糊，从鼻管输入到胃中，后来老人家肚子胀得鼓鼓的，而且不停地咳嗽、吐痰，让他最后的日子非常痛苦。自从作者学了中医以后，她就到处收集最好的小米，送给94岁的外婆，老人家一不舒服，就让喝一礼拜的小米粥，什么问题都没有。她女儿现在八岁半，四五年没进医院了，秘诀就是每天早上必不可少一碗小米粥。

小米是我们补养脾胃的佳品。小米具有顽强的生命力，在任何贫瘠的土地上几乎都能生长，只要撒下种子它就能长起来，而别的粮食作物就不一定能像它那样坚强地活下来。因此，小米所具有的生命力和别的粮食作物是不一样的。

从古至今，女性生完孩子，大多都要喝小米粥，这是因为小米粥有着极好的补益作用。当女性生完孩子后，体质是虚弱的，中医所谓“糜粥自养”，其实指的就是小米粥。

需要提醒各位家长的是，我们在熬小米粥时，千万不要把上面那层粥油撇掉。粥油就是粥上面那层皮，是小米粥最精华的部分，主要作用是益气健脾。孩子脾胃生发力弱，常常会腹泻，喝了粥油很快就会好了。

购买小米的时候要警惕加色素的小米，最好选择正规市场购买，而且最好购买新鲜的小米。因为新鲜的五谷杂粮才具有最旺盛的生命力，其营养成分也最丰富。

小米怎么吃

小米是健康食品，可单独熬粥，也可添加红枣、红豆、红薯、莲子、百合、桂圆等，熬成风味各异的营养粥品。小米磨成粉，可制糕点，美味可口。发芽的小米和麦芽一样，含有大量酶，是一味中药，有健胃消食的作用。不过需要注意的是，小米的蛋白质营养价值并不比大米好，因为小米蛋白质的氨基酸组成并不理想，赖氨酸过低而亮氨酸过高，所以不论是孩子还是老人，都不能长期完全以小米为主食，应注意搭配，以免缺乏其他营养。熬小米粥的时候要一次性加足水，不要中途添水，先用大火烧开，再转小火煮半小时以上，待米成花时即可。

小米山药粥

材料 怀山药40克（鲜品约100克），小米50克，白糖适量。

做法 将山药洗净后捣碎或切片，与小米同煮为粥，熟后加白糖适量调匀。

功效 健脾止泻，消食导滞。适用于小儿脾胃虚弱，消化不良，乳食积滞，不思乳食，大便稀溏等。

绿豆小米粥

材料 绿豆、小米、大米、糯米各30克。

做法 绿豆、糯米洗净，提前浸泡2小时以上；小米、大米分别淘洗干净。锅中放入适量水煮沸后，放入绿豆、大米、小米、糯米，大火煮沸，再转小火煮40分钟。

功效 消暑益气，暖胃润肠。适合夏季食用。

小米南瓜粥

材料 小米100克，南瓜200克，冰糖适量。

做法 小米淘洗净，南瓜去皮、切成小块。锅中加入适量水，放入南瓜块大火煮沸，中火煮5分钟，再放入小米，大火煮沸，再转小火煮30分钟，快熟时放入冰糖，搅匀至冰糖化即可。

功效 养胃补脾，滋阴补虚。

山楂，开胃化食的酸甜果

山楂，酸甜可口，适合生食，又适合加工成糖球、山楂片、山楂酒等。山楂有健脾胃、助消化等功效。自古以来，山楂就是健脾开胃、消食化滞、活血化痰的良药。

“棠球子”的传说

孩子都喜欢吃冰糖葫芦，一层甜甜的糖衣包裹着酸酸的果子，让每个孩子的童年都有一个冰糖葫芦的记忆。山楂的确是好东西，它虽然不是什么名贵水果，但是食疗效果非常好。山楂具有顺气活血、化食消积的功效，还能减肥消脂，无论生吃、熟吃、泡水，各种食法皆有效。关于山楂，也有一个有趣的传说。据说，南宋绍熙年间，宋光宗最宠爱的黄贵妃得了怪病，突然变得面黄肌瘦，不思饮食。御医用了许多贵重药品都不见效。眼见贵妃一日日病重起来，日渐憔悴，皇帝也整日愁眉不展。无奈之下，只好张榜求医。一位江湖郎中揭榜进宫，他在为贵妃诊断后说道：“此乃饮食不慎，积滞中脘，御医所用之药，滋补腻滞，实反其道也。”于是写下药方，说道：“只要将棠球子（即山楂）与红糖煎熬，每日饭前吃5~10枚，半月后病准会好。”开始大家将信将疑，好在这种吃法还挺合贵妃口味，贵妃按此方法服后，果然如期痊愈了。于是凤颜大悦，命如法炮制。后来，这种酸脆香甜的山楂传到民间，就成了冰糖葫芦。

山楂怎么吃

山楂中的维生素C含量很高，每百克可食用部分含维生素C高达53毫克，比有的柑橘类含量都高。饭后吃几个山楂有助于消化，但食用要适量。中医认为，山楂只消不补，脾胃虚弱者不宜多食。儿童正处于牙齿更替时期，不宜贪食山楂片、山楂糕等，对牙齿生长不利。另外，山楂糕、果丹皮含有大量糖分，儿童进食过多会使血糖偏高，没有饥饿感，影响正常进食，长期下去会导致营养不良、贫血等。

山楂饼

材料 鲜山楂、鲜山药各200克，白糖适量。

做法 将山楂洗净去核，山药去皮洗净、切小块，加适量白糖，调拌均匀，放在碗内隔水蒸熟，取出压成山楂饼食用。

功效 可治疗小儿疳积、消化不良。

山楂苹果汤

材料 山楂糕100克，苹果1个，白糖适量，红薯淀粉10克。

做法 山楂糕、苹果分别切成小丁；红薯淀粉用水对好备用。锅中加入适量水，水开后放入山楂糕丁，小火熬至山楂糕化，然后倒入苹果丁，水再次开后倒入红薯淀粉水，小火熬煮2分钟左右，根据口味调入适量白糖，熄火。

功效 开胃消食，用于治疗小儿积食、食欲不振。

麦芽山楂饮

材料 焦山楂6克，炒麦芽、红糖各10克。

做法 将焦山楂、炒麦芽放入锅中，加适量水煎煮30分钟，取汁，加入红糖调味，分2次饮用。

功效 健脾开胃、消食化滞，适用于小儿厌食。

山楂陈皮粥

材料 山楂20克，陈皮3克，大米50克。

做法 将山楂、陈皮放入锅中，加适量水煎煮30分钟，取汁。用煎取的汁与大米一同煮粥。

功效 健脾燥湿、消脂减肥，适用于脾虚湿困型小儿肥胖。

最好给孩子喝白开水

孩子活泼好动，运动量大，出汗多，水对孩子的生长发育非常重要。因此家长一定要及时给孩子补充水分。由于孩子特殊的生理特点，对水的需求量和吸水率都高于成人，所以水质和水量十分重要。对孩子来说，补充水分应首选白开水。

经常给孩子吃点儿烤馒头片

前几天有个孩子来看病，小肚子鼓鼓的，妈妈说孩子好几天不爱吃饭，脾气还不好，动不动就发火，让我给他开点儿药。我摸着孩子的小肚子说，这个孩子什么毛病都没有，就是吃多了，回去给他吃点好吃的。孩子好奇地问我："什么好吃的呀？"我悄悄对他说："黄金烤馍。"这个黄金烤馍是什么呢？就是我们小时候经常吃的烤馒头片。

现在的孩子吃得过于精细，高脂、高蛋白饮食摄入太多，造成孩子积食、不消化、便秘。烤馒头片不仅香脆可口，还有非常好的养胃健脾功效，孩子吃了非常有好处。烤馒头片比较干，吃起来需要分泌大量唾液，而唾液中含有消化酶，可以帮助消化淀粉类物质，减轻胃肠道负担。而且咀嚼对胃肠道也是一种良性刺激，可以增强胃肠道的蠕动，促进食物消化吸收。另外，烤馒头片有一层淡淡的黄色，是一种微炭化，会使馒头表面形成很多小孔，就像活性炭一样，能够吸附胃肠道里的气体、水分、细菌和毒素，起到收敛止泻的作用。馒头片一定要烤到焦黄再吃，因为上面的固化层可以中和胃酸，保护胃黏膜。

孩子妈妈过了几天给我发微信说，回去给孩子吃了两天烤馒头片，把馒头切片，上面撒上一点花椒粉、一点盐，可香了，孩子特别爱吃，吃了一次就排便了，吃了两天，小肚子软下来了，食欲也好了，心情也开朗了。

作为家长不要一味给孩子补，隔三差五给孩子吃点粗粮、煮饭锅巴、烤馒头片、蒸（烤）红薯，让孩子的脾胃得以休息和净化。

经常给孩子吃点锅巴

锅巴是个好东西，想必现在已经很少有人吃了。这里说的锅巴和超市卖的锅巴不一样，这里说的锅巴是什么呢？就是煮饭时候锅底的“糊嘎巴”。中医认为锅巴性温燥，味甘、苦，归脾、胃、大肠经。锅巴以焦厚者为佳，有厚肠胃、助消化的功效。孩子积食吃点锅巴，或把锅巴磨碎服用，能促进消化、消积食。

家里可以准备个小砂锅，用砂锅焖出的饭特别香，锅底一层金黄色的锅巴。在焖米饭时要掌握好加水量，并且注意焖煮时间，以免把锅巴烧煳了，烧煳的锅巴会产生一种致癌物。如果不小心烧煳了，就不要给孩子吃了。锅巴凉凉后是非常好的补脾养胃零食，比油炸薯片不知道要好多少倍。

锅巴呈现的淡黄色，和烤馒头片一样，也是一种微炭化，会使大米表面形成很多小孔，具有收敛止泻的作用。

凉性水果伤阳气，不要给孩子多吃

别给孩子吃太多水果，尤其是凉性的水果。所谓凉性，指水果本身具有的性质，并不单指放在冰箱里的水果。孩子本来阳气就比较弱，再多吃凉性的水果就很容易折损阳气。

阳气是什么呢？就是太阳升起来照耀万物的温暖之气。草木要生长，就要吸收温暖的阳气，孩子也是一样。阳气就是生生不息之气，能让人正常生长且不生病的正气。

中医喜欢从阴阳来看问题，按寒热来区别属性，天气分寒热，人的体质分寒热，水果也是分寒热的。在中医看来，凉性水果是指西瓜、甜瓜、梨、香蕉、桑葚、柿子、荸荠、猕猴桃、火龙果等，热性水果指的是热量高、糖分高的水果，如红枣、山楂、樱桃、石榴、荔枝、榴莲、木瓜等都属于温热性水果。而葡萄、苹果、菠萝、乌梅等则属于中性水果。凉性水果具有去燥热、通便、助消化的功效，但是不能多吃，特别是脾胃虚弱的孩子，像火龙果、西瓜、梨等都不能多吃。

火龙果吃多了伤脾

火龙果肉质细嫩，孩子都喜欢吃。火龙果富含水溶性纤维和植物蛋白，能促进肠道蠕动，具有通便、排毒的作用，平时适当吃一些有助于预防便秘。不过火龙果性质偏凉，不宜过多食用，吃多了易伤脾。

不要给孩子吃刚从冰箱里取出来的水果

孩子受寒就会造成脾胃受伤，同样，如果生冷瓜果吃得太多，孩子的阳气就会受损，邪气就很容易乘虚而入，从而导致各种疾病（尤其是发烧、咳嗽）。不管是什么水果，从冰箱里拿出来都带着很大的寒气，孩子大多贪凉，吃的时候开心，吃完可能就会肚子痛；如果吃了很多冰凉的水果，再吃大量的肉食，必定造成消化不良，引起积食或腹泻。

除了夏季，水果其实没有必要放到冰箱里，水果最好随吃随买，给孩子吃常温的最好。从冰箱里拿出来的水果，最好先放一放再给孩子吃。

吃苹果最安心

给孩子吃水果不宜过杂，最好吃应季水果，不要贪图新鲜口味。很多进口水果都是在未成熟期就采摘，并非自然成熟，营养成分相对较低，再加上生长地域的差别，也容易引起过敏，因此不宜给孩子吃过多、过杂的水果。

我有个小孙子，从小就喜欢吃苹果，我们给他吃的最多的也是苹果。我也建议家长们多给孩子吃苹果，因为吃苹果无论是对孩子还是对家长，都是一个安心的食物。

苹果味甘、微酸，性平，归脾、胃、肺经。孩子经常吃苹果，能够生津止渴，清热除烦，润肺止咳，益脾止泻。而且苹果含有丰富的鞣酸、苹果酸，有整肠收敛的作用；苹果富含的果胶有通便、降低胆固醇的作用；苹果中的多酚有抗癌、抗氧化的作用。经常吃苹果，对孩子的脾胃是一种双向调节，有助于肠胃消化，身体毒素排清了，皮肤也特别好。我这个小孙子，从小很少闹病，青春期也没有长得满脸青春痘，这都跟他经常吃苹果有关系。

外出旅游，吃喝不要太任性

新鲜水果好吃要有度

我们都知道，海南岛是个气候炎热，风景优美的地方，那里最著名的水果就是椰子，我们很多人喜欢去海南，到了海南先买个椰子，喝椰汁。有一次我去旅游，遇上一对母女，小女孩六七岁，很瘦弱。看上去没什么精神，眼睑浮肿，面色发黄。我们春节去的海南，刚好赶上海南降温，每天平均气温7～8℃，早晚都需要穿羽绒服。刚到三亚的那个晚上，大家都跑出去逛，刚好都聚到一个卖椰子的地方，我看那个小女孩妈妈给孩子买了个椰子，孩子很开心。

第二天我们在旅游的路上又去了水果批发市场，大家看到海南各种新奇的水果自然都买了不少，高高兴兴回了酒店。

到了晚上，那个小女孩的妈妈突然敲我的门，心急火燎地说："徐老师，快来帮我看看孩子吧，又吐又泻的。"我看到那个孩子时，孩子刚刚吐完，蜷缩在床上，小脸蜡黄。我问她给孩子吃了什么东西。她说孩子下午吃了莲雾，晚上吃的米饭。

我知道孩子这是脾胃虚寒，凉性水果吃太多了，本身身体阳气就不足，昨天喝椰汁，今天吃莲雾，再加上天气寒冷，一定是寒湿伤脾胃。椰汁甘甜，清凉解渴，孩子都喜欢喝；莲雾被称为"水果皇后"，味道鲜美，有润肺、止咳、凉血之功，这两种水果，本身没有什么问题，如果天气非常炎热，适当喝些椰汁有消暑解渴的作用，但是天冷，再加上孩子本身体寒，脾胃不能适应，因此造成呕吐。

面对慌乱的妈妈，我只能教她一些小儿推拿手法，让她给孩子按摩腹部，给孩子喝热水。这个妈妈一宿没睡，按照我的方法给孩子做推拿，好不容易把孩子的情况稳定住了。

给脾胃点儿时间适应当地气候

现在的孩子每年寒暑假都会去外地或者出国旅游，我们提醒家长一定要了解当地的气候特点，吃东西一定要谨慎。有个孩子寒假的时候去香港迪士尼度假，他特别喜欢迪士尼乐园的火箭餐厅，这个餐厅有什么呢？就是一些炸鸡、汉堡、薯条之类的，有点像肯德基、麦当劳这类快餐。

经过了一个学期的紧张学习，期末考试又很辛苦，所以妈妈就带着孩子旅游放松一下，下飞机直接去了迪士尼乐园。当时香港的温度是27℃，而出发时北京温度是零下。

3小时的飞行时间，气温相差几十摄氏度。就在这样的情况下，孩子吃了大量的薯条、炸鸡和汉堡，外加冰镇汽水。到了晚上就开始咳嗽、发烧。几天下来，也没有玩好。

这个事情告诉我们，孩子的脾胃不是一个冷冰冰的机器，它需要跟周围的温度和环境相适应，才能有效地消化吃掉的食物，才能有效输送气血精华。

从一个寒冷的地方去一个炎热的地方，或者从一个温暖的地方去一个寒冷的地方，都要考虑孩子脾胃的适应能力，先吃一些温和的食物，等身体适应了当地的环境，再开始品尝当地美食也不晚。对于没有吃过的食物，脾胃本身弱的孩子要避免多吃。有的酒店的早餐极其丰富，有各种沙拉、水果、鱼虾、火腿、香肠等，注意不要让孩子吃得过冷、过杂，最好还是吃些热粥、水煮蛋、面包等容易消化的、常吃的食物。

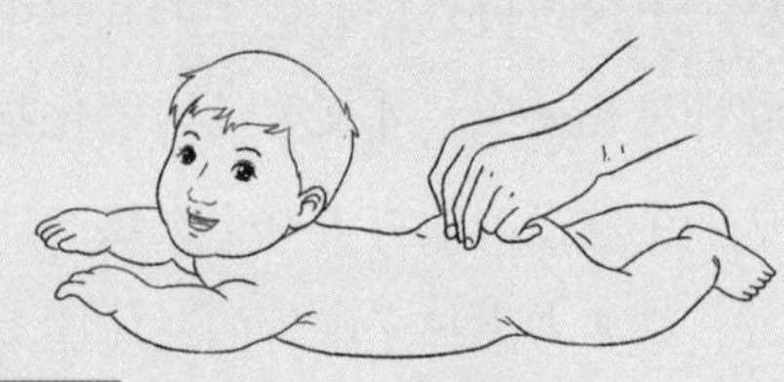

第3章

健脾胃，推推揉揉效果好

推脾经，让孩子身体更强壮

增强脾胃功能，除了合理安排饮食之外，还需要用各种办法去激发孩子脾胃的功能，通过自身的调节一步步变得更强大。

孩子手掌上蕴藏着健康密码

不要小看了孩子的小手，这里面藏着数十个特效穴位，孩子五指上的经络通过不同的排列组合，可以治疗各种病症，再配以最适合的按摩手法和力度，就能发挥出令人惊叹的魔力。不管是发烧、咳嗽、积食、便秘，还是腹泻、呕吐，都能找到对症的穴位，帮助缓解病情。

孩子的五个手指是五经穴所在的位置，五经穴是指脾经、肝经、心经、肺经和肾经，分别位于拇指到小指末节的指腹上，这五个穴位对应孩子的五脏，对脏腑保健有着非常重要的作用。

推脾经是最简单的健脾手法

孩子脾虚、脾胃不和，最简单、最实用的手法就是推脾经。相对于锻炼、食补等方法，推拿手法更简单，也能更迅速地达到保健效果。特别是五岁之前的孩子，小手上的穴位效用更强。因此，建议家长学习一些小儿推拿的知识，了解几个特效穴位，平时经常给孩子揉一揉、推一推，从而起到调理孩子脾胃的作用。

孩子拇指末节指腹位置就是脾经，掌面近掌端第一节是胃经，所以，平时给孩子推推拇指，能够补脾胃。

通过按摩拇指，可以补脾经，给孩子补脾气、助运化，对于平时身体素质较好的孩子，可以起到保健作用，而对于消化功能不好、脾胃虚弱的孩子则能起到促进食欲、增强体质的作用。

脾经的位置和补泻手法

脾经指的是孩子拇指末节指腹（也有一种说法认为脾经是指孩子拇指桡侧缘从指端至指根）。补脾经、清脾经和清补脾经，这三种手法都可称为推脾经。很多时候家长分不清补泻的方向，这里简单说明一下。

《小儿推拿学概要》指出："推法分补（由指尖向指根推）、泻（由指根向指尖推），及平补平泻（来回推，又称清补）三种。因其方向不同，故作用亦异。"另外，以五脏命名的穴位，顺时针旋推亦为补。

有些非特定穴在经络线上，如中脘、三阴交等，它们共同的补泻规律是顺经络走行方向推为补，逆经络走向方向推为泻。来回顺逆推为平补平泻。

对于分布在手掌的脾经、肝经、心经、肺经，其补泻方向均相同，即向指尖推为泻，向指根推为补，只有肾经是相反的。

补脾经。顺时针旋推拇指末节指腹为补脾经。孩子食欲不振、消化不良时就给孩子揉揉脾经。

清脾经。将孩子拇指伸直，自指尖向指根方向直推指腹为清脾经。孩子出现恶心呕吐、腹泻等症时，可以给孩子推推脾经。但是需要注意的是，小儿脾胃薄弱，一般情况下，脾经多用补法，体壮邪实者方能用清法。

平补平泻。来回推为平补平泻，又称清补脾经。孩子出现积食、口疮、腹胀时，就给孩子来回推一推脾经。

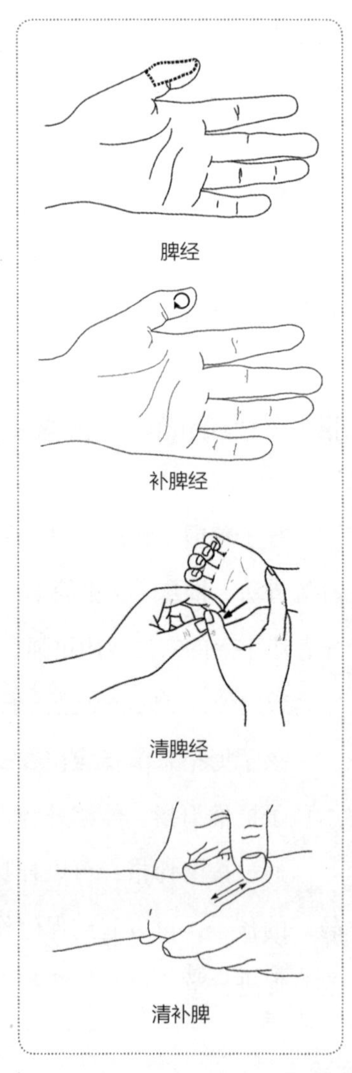

脾经

补脾经

清脾经

清补脾

脾腧，补脾壮脾就找它

促进消化系统运行，就找脾腧帮忙

前面我们说了，脾主管运化（消化），所以脾弱不弱主要看两点：食欲和饭后的消化。有的孩子到了吃饭的时候根本没有食欲，不觉得饿，或者饭后2小时还觉得很饱，这一定是脾运化的功能出了问题，因为这个时候食物应该已经经过了胃的初步腐熟形成食糜了，接下来就该脾去干活了，可是脾却“怠工”了，毫无疑问就是脾出了问题。要想办法把脾的功能调理好，最好的方法是调动身体的动力源——穴位，这个时候，我们只选见效最快最持久的脾腧穴。

脾腧的位置和按摩手法

脾腧穴是足太阳膀胱经的穴位，是脾的精气输注于背部的位置，和脾直接相连，所以刺激脾腧穴可以很快恢复脾的功能。

脾腧穴在脊椎旁开两指的直线上，平对第11胸椎棘突。这个位置怎么找呢？这里教给大家一个窍门。我们先找到肚脐，肚脐正对着脊椎的地方为第2腰椎，向上四指（以孩子手的四横指为准）处即为11胸椎。

按摩脾腧一般用揉法，家长用双手拇指或中指按揉穴位50~100次。经常按揉脾腧能健脾胃，助运化。坚持一段时间后，你会发现，孩子的胃口好了，消化也快了，吃饭也香了。

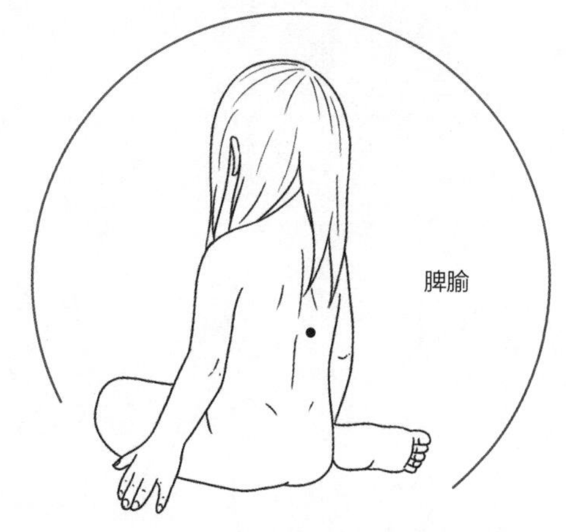

板门，开胃行气吃饭香

运达上下之气，开启脾胃之门

板门被喻为脾胃之门，几乎所有消化系统疾病都可以找板门求救。孩子积食是常有的事，建议家长经常给孩子揉一揉板门，对脾胃的保健效果非常好。如果孩子不想吃饭、肚子胀，就给他揉揉板门，效果非常好。

《小儿按摩经》："揉板门，除气促气攻，气吼气痛，呕胀用之。"揉板门能健脾和胃，消食化滞。

揉板门用于治疗乳食积滞、腹胀、食欲不振、呕吐、嗳气等症。

板门的位置与按摩手法

板门位于手掌大鱼际，按摩板门有揉、推、捏挤三种手法。

揉板门：用拇指指腹揉大鱼际，每次揉300~500次，揉法适用于日常保健和一般的消食化积。

推板门：板门推向腕横纹能健脾止泻，腕横纹推向板门能降逆止呕。

捏挤板门：用拇指和食指相对夹挤大鱼际，手法较重，一次捏挤10下即可。捏挤法是治疗积食内热的手法，不作日常保健用。

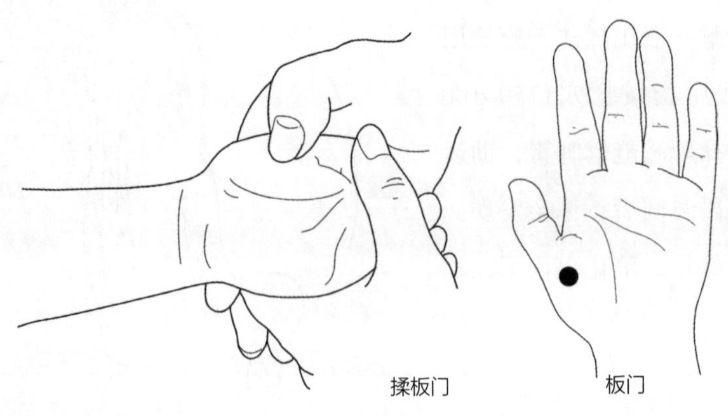

揉板门　　板门

神阙，强壮脾胃的神秘之穴

肚脐在人体的位置极其重要，有“生命根蒂、元气门户”之称，所以肚脐眼又叫神阙。

元神门户，温补最宜

神阙穴是任脉上的重要穴位，中医认为，任脉属阴脉之海，与督脉相表里，共同司管人体的诸经百脉，所以神阙穴是与诸经百脉相通的，能统全身经络，内连五脏六腑、脑及胞宫。可以说，神阙穴是人体生命最隐秘、最关键的要害穴窍，是生命的动力之源。正因为神阙穴如此重要，所以它对调理孩子的脾胃非常重要。

需要提醒家长的是，千万不能让孩子的肚子受凉，肚子一旦受凉，就会引起感冒、腹痛等病症。平时可以给孩子揉腹以刺激神阙穴，当孩子出现消化不良、厌食、上吐下泻、腹痛等症时，可以通过艾灸神阙穴来治疗。按摩或艾灸神阙穴能够起到温补脾肾、温经通络、理肠止泻的作用。

揉肚子，不花钱的保健大法

我以前有个小患者，经常积食发烧，孩子本来就瘦，生病一折腾好长时间恢复不过来。后来我建议她的妈妈每天给孩子摩腹（即揉肚子），因为只有这个方法最有效，也最经济、实惠。这个妈妈一直坚持给孩子摩腹，孩子很长时间没有来医院了。有一天这个妈妈特意到医院感谢我，说这一年来每天坚持给孩子摩腹，孩子的腹部热乎乎的，一会儿就睡着了，孩子睡得特别安稳，吃饭也好多了，身体自然也强壮了不少。我听了感到非常欣慰。家长们不要强调自己工作有多么忙，实际上每天抽出半小时给孩子揉揉肚子、捏捏小手，对孩子来说都是非常可贵的，长期坚持下来，孩子的脾胃功能就能得到加强，吃得香、睡得好，自然就长个儿、聪明。

神阙的位置和按摩手法

神阙穴就在肚脐的正中。

用手掌按住孩子的腹部，手心对肚脐，右手叠放在左手背上按顺时针方向绕脐揉腹。腹部位居中焦，为连接上下之枢纽，内含重要脏腑，通过摩腹可达到调经络、治脏腑的目的。

孩子吃奶或者吃饭后30分钟开始摩腹，顺时针进行，力量一定要轻，稍微带动皮肤就行了，速度不要太快，每分钟30周就可以了。孩子腹泻时需要改变一下摩腹的方向，要做逆时针方向的摩腹，做时力量和频率的要求和前面说的一样。

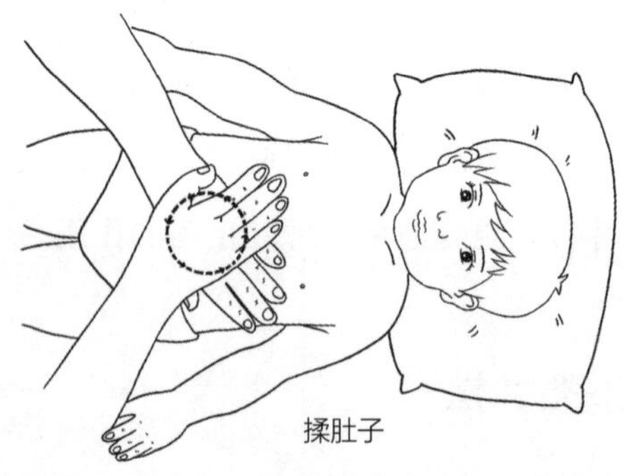

揉肚子

让胃永远舒服的足三里

足三里，是古今公认的“长寿第一穴”，是胃经的合穴，“所入为合”，它是胃经经气的必经之处，要是没有它，脾胃就没有推动、生化全身气血的能力。《四总穴歌》中有这样一句口诀：“肚腹三里留”，也就是说，凡是肚腹脾胃方面的问题都可以找足三里来治。因此，建议家长每天坚持为孩子按摩足三里，对调理孩子脾胃大有裨益。

足三里的位置与按摩手法

足三里位于外膝眼下四指（孩子的四指），用孩子的掌心盖住膝盖骨，五指朝下，中指尽处的凹陷处便是此穴。

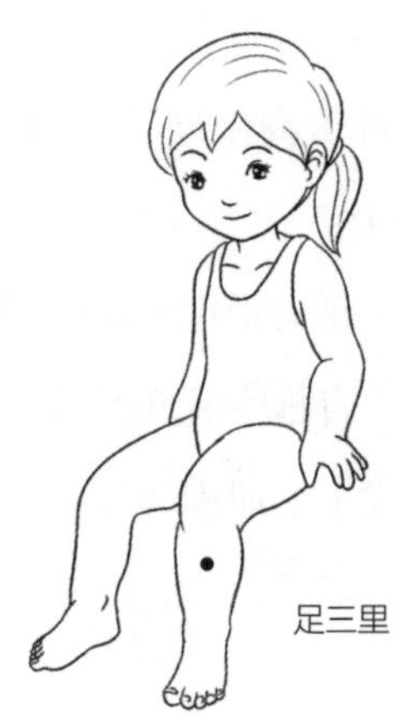

孩子取坐姿，家长用拇指指端点按孩子一侧的足三里，其余四指起支撑作用，以协同用力，按下去之后揉1分钟，松开，再点按住揉1分钟，如此反复操作5次。然后用同样方法反复点揉孩子另一侧的足三里。

孩子不宜艾灸足三里

一般来说，不建议给孩子灸足三里。因为足三里是理中府之气，有引气下行的作用，而孩子正处于生长期，是纯阳之体，生发之气很旺盛。如果家长经常给孩子艾灸足三里，容易使气下泻，导致生长迟缓、气血不和，反而更容易生病。

中脘，腹胀呕吐一推就好

中脘穴是胃的募穴，是胃的经气会聚于腹部的位置，在体内对应的位置也是胃。有些孩子吃完饭后总感觉肚子发胀，过了很长时间还是觉得饭就没往下走，有时呕吐，有时拉肚子。平时饭后经常给孩子推一推中脘穴，能够调和胃气，促进消化。

中脘的位置和按摩手法

中脘在任脉的循行路线上，身体的前正中线。我们把胸骨和肋骨的结合处叫作胸剑联合，就是平时所说的“心窝”处，中脘在肚脐和心窝连线的中点。

每天饭后半小时或1小时，点揉5分钟即可。

直推中脘穴，就是从上腹部向下直推到小腹部，力量要稍微大一点，以带动皮下的肌肉为度。每天饭后半小时开始，每天揉3分钟。

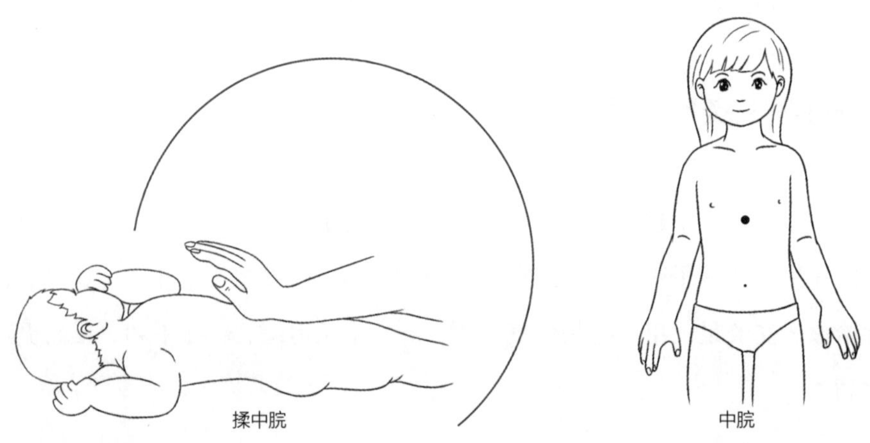

揉中脘　　中脘

捏脊，促进发育，让孩子茁壮成长

什么是捏脊

小儿捏脊早在晋朝时期就有记载，葛洪的《肘后备急方》中称之为“拈脊骨皮法”，是这样描述的：“拈取其脊骨皮，深取痛引之，从龟尾至顶乃止，未愈更为之。”就是说捏起来脊骨上的皮肤，提起来，稍微感觉有一点痛，从龟尾（尾骨）一直捏到与肩平。

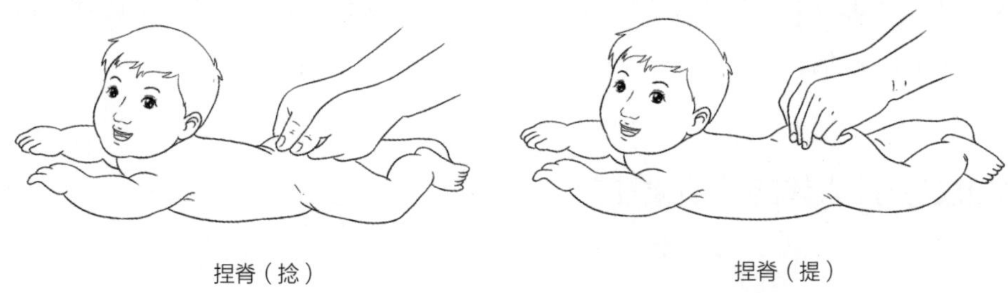

捏脊（捻）　　捏脊（提）

具体的操作手法是：用双手拇指和食指捏起脊椎上面的皮肤，轻轻提起，边捻边向上走，从下向上做，单方向进行，重复至皮肤微微发红为止。一般5遍即可，最后一遍时向上走三下向上提一下皮肤，可以听见“啪”的一声响。

在时间上不必太死板，每天晚上睡觉前给孩子做一次就行了。

这样坚持一段时间后，你会发现孩子的胃口好了，也不挑食了，吃吗吗香，而且体质明显好转，不知不觉中你已经让他的“脾胃先行”了。

捏脊的效果为什么这么好

古人云“前身厚如山，后背薄如纸”，意思是说，前身厚如山，背薄如纸的人才是最健康的状态。背部是我们人体督脉的区域，也就是阳气最盛、最重要的区域了，背厚容易影响阳气的正常运行。背厚往往是因为背部脂肪堆积，这不仅会加重脊椎负担，导致脊椎变形，还会堵塞背部经络，使气血不畅通，百病则生。背部健康与否，往往直接反映着脏腑是否正常运转。由此可见，背部是健康的晴雨表，是人体坚实的保护屏障。所以还有一句话俗话叫“背薄一寸，命长十年”。背部经络畅通，则百病消退。

有些到我这儿来看病的孩子，我给他们捏脊根本就捏不动，背部特别硬。按说孩子的背部应该是柔软的，有弹性的。造成孩子后背肌肉僵硬的原因有外部的，比如久坐、长时间玩手机、看电视、不运动，还有就是内部因素，就是现在的孩子精神压力太大，从上幼儿园开始就不停学这学那，很多孩子周末也得不到休息，精神总是处于紧张状态，这样下去，孩子背部肌肉往往会越来越紧，这是不正常的。如果家长常给孩子捏脊，帮助孩子把背部肌肉组织松开，对孩子的脏腑都有调节作用，特别是对脾胃的调理作用非常好。

脊椎是支撑人体的“顶梁柱”

背部最重要的一个部位就是脊椎。脊椎在人体里起支撑作用，是支撑人体的“顶梁柱”。

脊椎是人体的第二道生命线，也是五脏六腑的反射区，因为五脏六腑的神经和血管都连在脊椎上。当我们内脏出现问题的时候，刺激这些神经有助于内脏功能的调理。中医不说神经，说的是经络，实际上这些经络的络脉都是相通的，我们在按揉脊椎的时候，实际上就是在调理内脏。

孩子长得瘦弱，是因为身体有了郁结，长期处于压抑状态，导致经络不通，而捏脊实际上在疏通、刺激经络，在重启孩子的自愈功能。不要小看捏脊的过程，它会很快疏通孩子身体里面的重要经络，让气血通畅、脏器功能恢复。

现在很多医院、养生馆都有正脊的治疗项目，其实大部分成人都有脊椎侧弯的现象，很多人长期失眠、头痛甚至患有心脏病，都与脊椎弯曲有关。这些疾病多是脊椎侧弯造成气血紊乱、气血不通，导致内脏功能紊乱，出现各种各样的不适或疾病。

给孩子捏脊也属于一个轻微的正脊，捏脊手法虽然不触及骨头，而是通过刺激脊椎周围的皮肤和穴位，刺激督脉和膀胱经，提升阳气，让孩子的气血通畅。坚持给孩子捏脊，你会发现孩子的脾胃变好了，胃口好了，吃饭也香了，慢慢变得结实、开朗了。

背部有人体最大的去湿排毒通路

脊椎两边是膀胱经，而人体气血走膀胱经，膀胱经是人体最大的去湿排毒的通路，那么做好这条经络的保养就有着十分重要的意义。如果背部脂肪厚，压迫了膀胱经，就会造成排水排毒不畅，毒素堆积，导致水肿、肥胖甚至疾病。无论是处于生长发育期的孩子，还是精力旺盛的青壮年，或是颐养天年的老人，关注背部，正确保养背部，就等于为健康注入了生机和活力。

捏脊和捏积有什么区别

很多家长可能会有这样的疑惑：捏脊和捏积是一回事吗？二者有什么区别吗？

捏脊疗法历史悠久、源远流长，是祖国医学的重要组成部分，千百年来在小儿疾病的防治中发挥了重要作用。捏脊疗法是中医学特色外治法，是以捏、拿等手法为主的一种疗法。捏脊疗法经过历代医家探索完善，以中医基础理论为基础，使用多种手法作用于人体脊背的经络、穴位，以调整人体脏腑、气血功能，从而达到防治疾病的目的。捏脊疗法因其作用于脊椎，故称“捏脊”，也包括成人脊椎的保健，因常用于治疗小儿疳积、积聚等疾病，故又称“捏积”。

在手法上，捏脊一般只是手指向前提捏皮肤并捻动，但是不提起来；而捏积，手法上强调“捏三提一”，即捏三下，提一下，对消除积食、调理脾胃非常有益。

综上所述，捏脊和捏积两者有一定区别。捏脊指的是包括成人和儿童的脊椎保健按摩，而捏积是针对婴幼儿消化不良、疳积采取的一种推拿手法。而我们通常给孩子做的捏脊，实际是捏积。

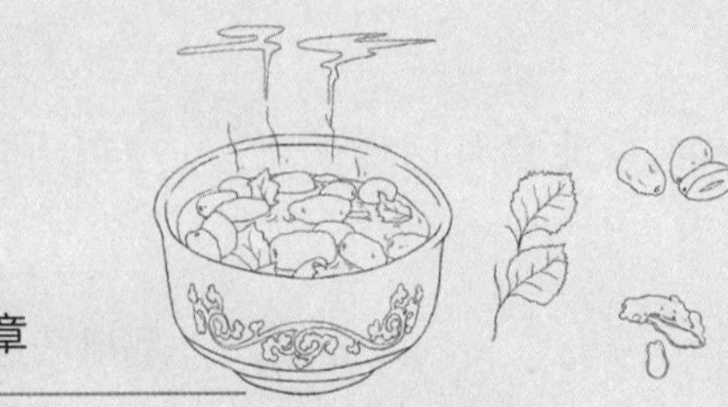

第4章 四季健脾和胃保健法

春季，脾胃养得好，孩子爱长个儿

春季是万物萌发的季节，五脏之中，肝属木，应春季，春也是肝气生发的旺时，如果生发失常，会间接影响脾胃运化功能。春天是孩子生长发育的黄金季节，身体会迅速生长发育，食欲也比较旺盛。但是春季乍暖还寒，气温变化大，特别容易伤风感冒，家长要特别注意。

春季多吃甘味食物，补脾健脾

《黄帝内经》中说："肝者，通于春气。"春天应该多吃甘味食物。《黄帝内经》又说"甘入脾"。中医认为，甘味食物有补气血、解除肌肉紧张以及解毒的作用。适当给孩子多吃甘味食物，能促进脾胃运化、升降自如。中医认为，甘味属土，与脾相应。脾的作用主要是运化水谷精微，即人体在摄入五谷饮食之后，通过胃的腐熟，将其变为水谷精微，再由脾将水谷精微输布到全身。在水谷精微中，脾最喜欢甘味，因为甘味食物具有滋养、补脾、缓急、润燥等作用，有助于脾的运化。如红枣糯米粥可以健脾胃、补气血、利水湿；山药粥可以润肺补脾、益肾固肠。

	肝火过旺	肝气不疏
表现	身体上部有热，表现为口干舌燥、口苦、口臭等，还有夜卧不宁、易惊等	不思饮食、泛酸呕吐，常闷闷不乐、忧思忧郁、烦躁、易怒等
饮食	避免辛辣刺激、生冷食物，适当多吃具有清肝泻火作用的食物，如芹菜、苦瓜、莴笋、菠菜等	宜多吃疏肝理气的食物，如番茄、芹菜、茼蒿、白萝卜、柚子、柑橘等。不要过食酸味食物，如柠檬、乌梅、醋等，因为酸味具有收敛作用，不利于肝气生发。很多孩子不喜欢吃蔬菜，妈妈可以把芹菜、白萝卜做成馅料，给孩子包饺子、蒸包子，孩子会非常喜欢吃

胡萝卜山药粥，适合长高的简单食疗方

身高“三分天注定，七分靠打拼”。孩子的身高虽然受父母遗传的影响，不过通过后天努力，未尝不可后来者居上。

据世界卫生组织的一项研究表明，少年儿童的生长速度在一年四季中并不相同，儿童在春季长得最快，尤其是每年三至五月。《黄帝内经》说：“春三月，此谓发陈，天地俱生，万物以荣。”春天主生发、生长，就是长个儿的季节，我们一定要好好把握。

研究显示，男孩平均年龄18岁，女孩平均年龄16岁时骨骺闭合，之后身高就不会长太多了。所以家长们要关注孩子长个儿的黄金时期。

这里我给大家推荐一个简单的食疗方，家长们可以记下来，春天的时候经常给孩子煮一碗，以促进孩子长个儿。

胡萝卜山药粥

材料 胡萝卜、怀山药各100克，大米60克。

做法 将胡萝卜洗净切丁，怀山药去皮洗净、切丁备用，然后锅中放入水煮沸，再放入淘洗干净的大米，煮沸后放入胡萝卜丁和山药丁小火煲熟，熄火后趁热食用。

功效 胡萝卜含有丰富的胡萝卜素，进入人体后大部分可转化成维生素A，而维生素A是骨骼正常生长发育的必需物质，有助于细胞增殖与生长，是机体生长的重要营养素之一。怀山药是“四大怀药”之一，具有健脾补肺、益胃补肾、助五脏、强筋骨的功效。脾胃好了，胃口就好，吃得多自然就长得高了。

春季推拿有助于孩子长高

春生夏长，秋收冬藏，春天是万物生长的季节。研究发现，每年三至五月是儿童的加速生长期，平均长高明显高于其他季节，这期间孩子配合推拿，可以起到调脾胃、增高、益智、提高免疫力的作用。

一年之计在于春，春季阳气生发，肝木萌芽。根据中医理论，肝属木，主筋，肾属水主骨，脾主肌肉，小儿身高与肝、肾、脾三脏有着密切关系，小儿的长高首先需要骨骼的健康发育，而骨骼的健康发育取决于肾气是否旺盛，养肾就能养骨骼。肝主筋，筋的功能必须依赖肝血的滋养，肝血依赖肾精的滋养，肾精又依赖肝血的不断补充，精与血都化源于脾胃消化吸收的水谷精微。脾胃为后天之本，气血生化之源，气血充足则肾精充足，肾精充足则骨骼健壮，所以在人体长高的过程中，四肢、骨骼与肌肉的生长发育与脾胃功能的强弱有直接关系，所以小儿进行春季保健推拿，能够促进长高。

1 按揉命门

用中指指腹按揉命门1分钟。按揉命门可温肾助阳，有助于孩子的身体发育。命门穴在孩子背部，第二腰椎棘突下凹陷中，后正中线上，对正面的神阙。

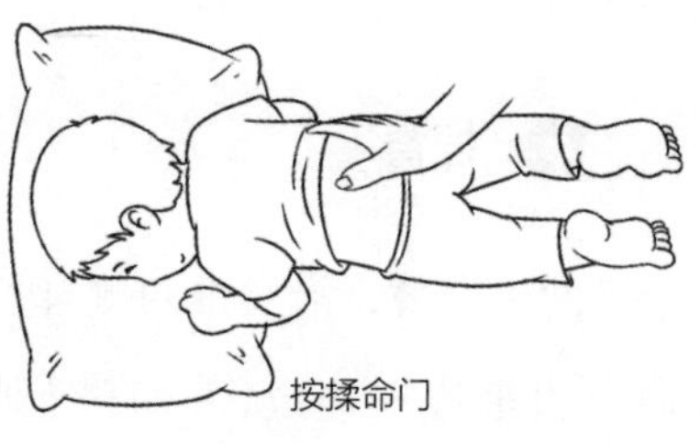

按揉命门

2 按揉涌泉

用拇指指腹着力按揉涌泉100下。涌泉穴在足掌心前1/3 与后2/3 交界处的凹陷中。涌泉是肾经上的第一穴，有补肾通络的作用，经常按摩有助于提高免疫力，增强记忆力。

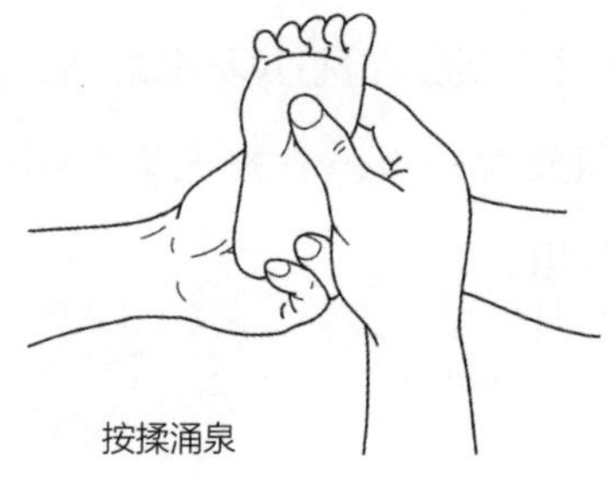

按揉涌泉

3 按揉阳陵泉

用拇指指腹着力按揉阳陵泉100下。阳陵泉位于人体的膝盖斜下方，小腿外侧之腓骨小头稍前凹陷中（即在小腿的外侧，膝关节下方的外侧有一个高点，从高点的前下方1寸左右有一个凹陷）。

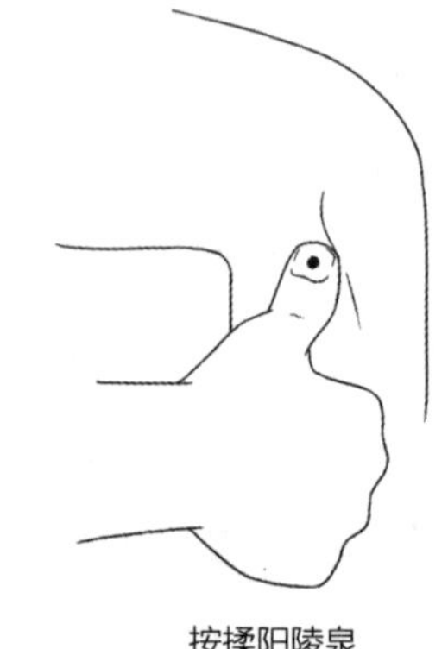
按揉阳陵泉

4 按揉三阴交

三阴交在内踝尖直上3寸（孩子四指并拢，中指节横纹宽度为准），胫骨后缘凹陷中。按揉三阴交有通血脉，活经络，疏下焦，利湿热，通调水道的作用。每次按揉1分钟。

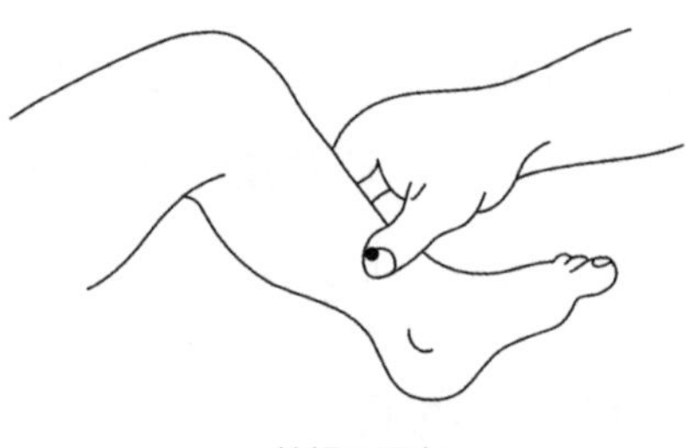
按揉三阴交

5 捏脊

两手交替，沿脊椎两侧自长强穴向上边推边捏边放，一直推到大椎穴。每捏三下向上提一下。

大家在找穴位的时候不要担心自己找不准，担心找不准的话，就把面积放大一点，有益无害，不会有副作用。

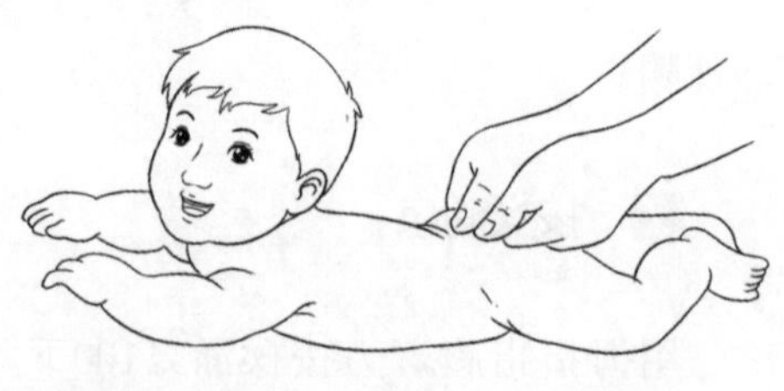
捏脊

夏季，热养护脾不生病

进入夏季，天气开始变得炎热、湿润。《黄帝内经·素问》中说："中央生湿，湿生土，土生甘，甘生脾，脾生肉。"这句话的意思是说，进入夏季，外界环境湿气加重，人体容易生湿，甘味对脾进行滋养，脾胃功能正常则肌肉发达健壮，所以夏季是养脾的好时机。

不过，如果夏季湿气太盛，超出了脾的调节能力也会造成湿气聚集，损伤脾的功能，也就是脾虚湿困，脾阳受损。

炎夏时节，孩子的皮肤毛孔完全打开，非常容易出汗，从而导致阳气泄露过多，再加上长夏阴雨潮湿，暑邪会影响脾胃功能。所以父母要在孩子饮食上多加注意，尽量少给孩子吃烧烤、油炸食物和过于冰冷的饮料、水果，多喝绿豆汤，多吃新鲜蔬菜以滋养心阴。对于厌食的孩子，可以用大米和山药煮粥，以此健脾开胃。

夏天孩子为什么会心烦，不想吃饭

炎热的夏季，是人体消耗最大的季节。在高温环境里学习、玩耍，孩子的生理和营养代谢必然会受到影响，表现最为明显的就是会出现心烦、心乱、心慌等症状，这一切都与"心"有关。

中医讲，夏天和五脏中的心相对应。心是"精神之所舍"，主宰着人的情志和思维意识活动。天气炎热容易让人心火旺盛，这时候自然容易烦躁不安、心神不宁，就会影响学习、睡眠。

现代医学也发现，当气温超过33℃时，人体新陈代谢会显著提高，从而加重心脏的工作量。同时，天热，汗腺张开散热，汗出过多，血容量降低、血黏度加大，心脏泵血时会更加吃力。夏季，心脏很劳累，本身的营养供应又相对较差，一不小心就容易出毛病。这也是为什么很多孩子到了夏天不爱吃饭，特别容易烦躁的原因。

比可乐好喝百倍的夏日饮品

夏季天气炎热，很多孩子喜欢吃冷饮，特别是喜欢喝冰镇的可乐、汽水，这种做法家长一定要阻止。

中医讲，夏季与人体阳气相应，人的肌肤腠理疏松，房门大开方便阳气互换，而此时如果贪凉食用冷饮，如同引狼入室，虽然当时感觉舒服、解渴，却损伤了人体阳气，并且将阴寒之气关在身体之内，为健康埋下隐患。

夏季解暑，我们身边就有很多食材具有清凉解暑、生津止渴的功效，家长们要善于利用这些食材为孩子们制作一些清凉解暑的夏季饮品，保证比可乐好喝。

我给大家推荐一款自制夏季饮料：

绿豆莲子百合饮

材料 百合（干）25克，带心莲子30克，绿豆50克，冰糖20克。

做法 将绿豆、莲子、百合洗净备用；再将绿豆、莲子加水用大火煮沸，煮到绿豆开花后转小火继续熬煮至软，再放入冰糖和百合煮至冰糖完全化开后熄火，放凉后饮用。

功效 中医认为绿豆性凉，味甘，具有清热解毒、消暑除烦、止渴健胃的功效，能预防中暑，治疗食物中毒等。自古以来民间都把绿豆当作解暑利器，每到夏季，绿豆汤更是家庭常备的清暑饮料。

莲子中间所带有的青绿色胚芽，被称为莲心。中医认为，心主火，肾主水，而莲心可以助心火下行，肾水往上走，这就起到了很好的“灭火”作用。

百合性微寒，可入心、肺经，因此可以起到清心除烦、宁心安神的作用。

百合、莲子、绿豆相互为用，制成的绿豆莲子百合饮是特别适合夏季清凉解暑的饮品。

吹空调，不如流一身汗

古语有个说法，叫“冬不炉，夏不扇”。意思是说，冬天不要过分接近火炉，不然就会使阳气受到干扰；夏天不要一个劲儿扇扇子，应该让身体自然排汗。人本身就要顺天时，冬天接受寒冷的刺激，夏天体验炎热的考验。但是现在很多家庭一到夏天整天都开着空调，孩子又缺乏运动，长此以往，身体必然会出问题。夏天早晚气温较低的时候，可以带孩子出去运动运动、出出汗，回到车里和室内也不要急于开空调，这样一冷一热更容易生病。

喝冷饮，不如喝热汤

没有一个孩子不喜欢冷饮，但是孩子到了夏季本就脾胃湿寒，再喝冷饮、吃雪糕的话，这些食物的热量较难在短时间内挥发，困于体内，吃的时候虽然觉得凉爽，可不一会儿就又觉得热。老一辈的人都讲究夏天喝热茶、热汤来解暑，其实这是非常科学的。热茶热汤能够散发内部体热，喝完热茶热汤后，身体会慢慢发汗，而发汗有助于体内热量的散发。所以在炎热的夏天，切不可为了满足口舌之欲，不加限制地喝冷饮、吃雪糕，让孩子喝一些热水，吃饭时喝点热汤，经常吃一些馄饨、汤面、疙瘩汤等，对肠胃非常有好处。这里再啰嗦一句，夏天千万不要给孩子吃冰镇西瓜。西瓜性寒，能够清热解暑，常温状态下就能够达到去暑热的作用，冰镇只是口感更好，可吃进去会对身体造成很大伤害。特别是幼小的孩子，脾胃本来就很虚弱，夏季暑湿又很重，再吃一些冰镇西瓜，阳气会大伤，不利于脾胃。

吃凉菜，不如喝点生姜水

“冬吃萝卜夏吃姜，不用医生开处方”，这些流传千百年的民间谚语其实蕴含了中医养生智慧。夏天就应该用姜等食物来温中散寒，把生姜、红枣一起煮水，调以适量红糖，温中散寒，健运脾胃。很多家庭一到夏天都会做一些凉菜，以帮助人们解除暑气，还有很多人喜欢将凉菜放到冰箱里冰一冰再吃。这些做法和喝冷饮一样，都特别耗伤脾胃之气。

夏季孩子热证，就喝三豆饮

小儿夏季热，属于中医“暑温”的范畴，为婴幼儿时期特有的发热性疾病，多见于半岁至三岁的小儿，其主要临床表现有长期发热、口渴、多尿、汗闭或少汗，因病发于夏季暑热之时故名。夏天孩子有热证时，家长可以给他服用三豆饮。

三豆饮

材料 黄豆、绿豆、赤小豆各50克，白糖适量。

做法 把黄豆、绿豆、赤小豆洗净，浸泡6小时以上，混合后磨成浆，加水适量煮沸，加白糖调味饮用。每日2次，早晚温热服用。

功效 三豆饮能够清暑热、利小便，解热毒的效果也特别好。可以在暑热期间辅助调理。

冬瓜排骨汤，健脾又除湿

冬瓜排骨汤是我们在夏季经常食用的一道汤。中医认为排骨味甘、咸，性平，入脾、胃、肾经，可以滋养脾胃；冬瓜味甘，性寒，有消热、利水、消肿的功效。二者炖汤食用，能够健脾、利尿、除湿。夏季暑湿重，喝点热汤能够发汗、排湿。

冬瓜排骨汤

材料 冬瓜200克，排骨300克，葱段、姜片各10克，盐少许。

做法 将冬瓜去皮、切片，排骨洗净后剁成小块。锅中放入少许油烧热，放入排骨块煎至两面发白变色后盛出。砂锅中加入适量水，放入葱段、姜片烧开，放入排骨块大火煮沸，再转小火煮40分钟，放入冬瓜片再大火煮10分钟，下盐调味即可。

功效 清热利尿，补水消暑。

秋季，贴秋膘小心伤脾胃

秋补饮食以清补润肺为主

秋天是万物成熟的季节，也是阴气渐长、阳气收敛的季节。这个季节最容易感冒、咳嗽、咽喉发干等，大都是由于肺阴损伤造成，家长们要经常给孩子准备一些能滋润肺部的食物，如百合、莲藕等。

进入秋季，人们最先想到的就是贴秋膘。但是，不合理的进补不但会增加代谢负担，还可能引起肺燥阴亏。脾生气，肺主气，肺燥阴亏也会影响脾胃，所以秋季养脾胃也应该从滋阴润肺开始。

秋补饮食以清补为主，润而不燥，让肺、脾之气平衡有序。以应季食材为主，可选择莲藕、豆芽、茄子、豇豆、小米、栗子、山药、核桃等。早晚给孩子喝点粥，以滋阴润肺，又能促进脾胃的消化吸收功能，使人体元气得到很好的补充。油炸、肥腻食物对脾胃不利，应少食或不食。

一般来说，秋冬进补是一个循序渐进的过程，初秋，饮食应以清热滋润为原则，可以多喝一些滋阴清热的汤水。在这里给大家推荐两款广式糖水。

竹蔗茅根水

材料 竹蔗1根，茅根100克，荸荠8个，胡萝卜80克，梨200克。

做法 以上材料分别洗净，竹蔗劈开、剁成几段，荸荠去皮、切小块，胡萝卜、梨分别切成块。全部材料放入砂锅中，加入适量水煲汤饮用。

功效 清热下火，生津止渴，润肺排毒。

祛湿薏米水

材料 香兰叶100克，无花果20克，冬瓜糖30克，薏米50克。

做法 以上材料分别洗净，无花果、冬瓜糖切块，和薏米一同放入砂锅中，加入适量水煮沸后改小火，放入香兰叶，续煮40分钟即可。

功效 健脾养胃，祛湿消肿。

晚秋，天气渐凉，饮食应以驱寒滋润为主，不仅要养阴润燥，还要补充一定的热量，帮助孩子抵御寒冷的侵袭，这时候，可以用具有养肺功能的百合、银耳，搭配富含热量的南瓜、红枣、山药等做成菜肴或汤粥给孩子食用。

海底椰百合蜜枣银耳羹

材料 海底椰30克，百合（干）10克，蜜枣5颗，水发银耳100克。

做法 将海底椰、百合（干）、蜜枣、银耳放入砂锅中，加水，大火煮沸后改小火煲20分钟，温热饮用。

功效 滋阴润肺。

自制秋梨膏

材料 梨2500克，新鲜莲藕1500克，白萝卜500克，蜂蜜适量。

做法 1. 将梨、莲藕、白萝卜分别洗净，切块，放入榨汁机中榨汁，滤渣取汁。

2. 将滤渣放入砂锅中，放入3~4倍的水，大火煮沸后用小火熬煮40分钟，去渣取汁。

3. 将两次滤汁混合后放入锅中，用小火熬煮至黏稠（用筷子蘸一下，滴一滴在面巾纸上，周边没有水印即可）。

4. 将蜂蜜按1∶1的比例与熬好的膏混合，再开火搅拌至均匀即可。

功效 清热润肺，止咳化痰。可缓解温燥所致的干咳、咽干、口渴等症状。

贴秋膘有讲究

立秋时节，家家户户都在买猪肘子，美其名曰“贴秋膘”。因为夏天的时候阳气在表，腹中虚寒，没有足够的阳气来消化食物，所以，很多人不爱吃饭，夏天的饮食往往也比较清淡。秋冬季节则不然，所谓“秋收冬藏”，其实也是人体阳气收藏的过程，阳气也潜藏到身体的深处，使脾胃温暖，“脾为湿土，得温则运”，消化能力大为增强。既然消化吸收的条件这么好，何不趁此机会多多进补呢？因此，贴秋膘成为人们告别酷暑迎接秋天的一个习俗。

习俗往往是一个提醒，提示我们“秋冬养阴”。毕竟，秋冬季节，是人体脾胃消化能力最强的时候，也是进补的大好时机。

虽说人的脾胃功能在秋冬季节活动比较旺盛，但也不是说秋冬季节进补越多越好，凡事都有度，而且要因人而异、因时而异。尤其是年幼的孩子，不能一到立秋就天天大鱼大肉的。从时间来说，立秋时，暑气并未完全散去，由于夏季吃了很多寒凉食物，脾胃依旧虚寒，食欲还未振作，这时候没有必要贴秋膘，进补可推迟到秋分以后。

秋分以后，暑气完全散去，人的阳气往里收，腹中回温，消化能力增强，这也是一个慢慢的过程。越到冬天，腹中的阳气越旺，滋阴的东西可以多吃一些。千万不要一到秋天就急于进补，突然摄入大量的油腻荤腥。

秋冬喝碗四根汤，孩子秋冬少生病

秋冬天地间阳气不足，孩子的抵抗力也变弱了，秋风带着凉意，就容易乘虚而入，特别是有积食的孩子，更容易受寒。这道汤主要起到两个作用：一是驱散外寒、通阳气；二是帮助脾胃运化，扫除体内积滞。孩子身体内外通畅，气血运化顺畅，抵抗力自然得到增强。

四根汤

材料 萝卜根2个，白菜根1个，香菜根3个，葱根4个，生姜2片。

做法 将萝卜根、白菜根、香菜根、葱根（葱白带须）洗净，所有材料入锅加适量水，不加盖大火煮沸，再中火煮5分钟后熄火。可加适量冰糖调味，放温喝汤即可。适合1岁以上的孩子。

功效 香菜可以帮助消化，消除积滞，能发汗透疹；葱白辛温，入通于肺，能开肺卫之郁，有发汗解表、散寒通阳的功效；萝卜根能下气，又能和中，可以补脾，帮助运化，生津液；白菜养胃生津，润肠通便。

秋冬季节给孩子多吃柚子

柚子在《本草纲目》中有记载，“饮食，去肠胃中恶气，解酒毒，治饮酒人口气，不思食口淡，化痰止咳”，而以柚子制成茶剂，在我国古代以及日本、韩国等其他国家都有此习惯。

柚子味甘酸、性寒，具有清热解毒、润肺清肠、消食化气等功效。柚子皮可顺气、去油解腻，是清火的上品，长期食用还有美容功效。

秋冬时节，正是柚子大量上市的时候，可以给孩子经常吃些柚子，柚子性寒，可清燥热，既清肺又能清胃肠，对肺胃积热、口臭、咽干、干咳、大便燥结有明显的改善作用。柚子还具有理气化痰之效，秋季干燥，易患燥咳，适当食用柚子可止咳平喘，化痰清肺。

柚子中含有丰富的维生素C、叶酸以及果胶、矿物质等，但是它的含糖量极低，热量也很低，肥胖的孩子可以适当多吃一些，有助于减肥。

柚子茶是用柚子皮和柚子肉制成的果酱，可以抹在面包上吃，也可以冲水喝，能够起到润肺、滋阴、祛燥的疗效。有兴致的家长可以亲手制作柚子茶，下面我给大家推荐柚子茶的做法。

自制柚子茶

材料 柚子1个，蜂蜜500克，冰糖100克（可按自己喜好调整用量），盐3克。

做法 把柚子涂抹上一层盐刷净干净，用刀将最外面那层黄绿色的皮薄薄地刮下来，尽量薄一些，少带里面的白瓤，否则会很苦。这是柚子祛痰镇咳的精髓所在。剥出柚子肉撕成小块，削下的黄皮切成细丝，越细越好。把切好的柚子皮放到盐水里腌1小时，再放入清水中，用中火煮10分钟，变软脱去苦味。把处理好的柚子皮和果肉放入干净无油的锅中，加一小碗清水和冰糖，用中小火熬1小时，熬至黏稠、柚皮金黄透亮就可以了，注意熬的时候要经常搅拌，以免粘锅。放凉后，加入蜂蜜，搅拌均匀后就做成蜂蜜柚子茶了，装入密封罐放在冷藏室保存。

功效　柚子含有大量的维生素C和膳食纤维，可以促进新陈代谢、排出体内毒素。再加上柚子茶中所含有的蜂蜜本来就具有整肠作用，所以蜂蜜柚子茶可以帮助身体排出毒素、改善便秘，达到减肥的目的。

冬季，保暖做得好，脾胃不受寒

保暖预防寒邪侵袭

进入冬季，寒邪最伤阳气。阳气一旦损伤，则人体的表皮、肌腠、经脉、骨骼以及五脏六腑皆伤。所以，冬天养脾胃，首先是要防寒保暖。

一年四季，大自然要经历一个“生长收藏”的轮回——春生，夏长，秋收，冬藏。每一个生命都是如此，只是形式不一样。从植物身上，我们很容易看出来：春天发芽抽枝，夏天继续生长，到了秋天就停止生长，或把精华物质输送到根部储藏，或把能量储存到种子里以备来年发芽生根。人也是自然的一部分，也要一年一年地生长收藏。秋冬季节，人体也要把春生夏长积累起来的能量和物质转化成生命的精华，藏到身体的最深处。

冬季是阴寒盛、阳气闭的季节，人体阳气内敛，皮肤的毛孔闭合，一旦寒邪进入体内就不容易出去。

冬天，家长们首先要注意给孩子保暖，毛衣、羽绒服、秋裤、保暖裤、羽绒背心、帽子、围巾等，都是孩子必不可少的衣物，只有适时增加衣物，做好防寒保暖措施，使肾阳充足，脾胃温暖，五脏六腑才可得以温煦，疾病才不会趁机捣乱。

冬季吃甘味食物能御寒

冬天的时候，适当吃甘味也有助于脾胃的健运。因为冬天气候寒冷，脾胃容易受寒，而且很多病在这个时候会发作。如果能对脾胃进行调补，增加其消化吸收的能力，人体的免疫功能就会加强，这样不但抵抗了寒冷，还强壮了身体，抵御了疾病。

适合冬天食用的甘味食物有洋葱、芥菜、白萝卜、茴香、大头菜、菠菜、油菜等，这些食物都有发散的性质，冬天多吃一些，可散体内寒气，并能促进阳气生成。搭配食用一些温阳补肾功效的食物，如鸡肉、羊肉、核桃、桂圆肉等更好。冬天是收藏的季节，在冬天把孩子的脾胃调理好，到了春天，孩子才会迅速生长。

到了立冬的时候，可以增加肉类；到了隆冬，可以经常吃一些牛羊肉，把胡萝卜跟牛肉一起炖、羊肉跟白萝卜一起做汤给孩子吃。为了预防孩子积食，还可以经常给孩子吃点山楂，因为山楂专消肉食。

冬天吃白胡椒猪肚汤，温中散寒，醒脾开胃

猪肚就是猪的胃，中医有“以脏补脏”的说法。《本草经疏》说：“猪肚，为补脾之要品。脾胃得补，则中气益，利自止矣……补益脾胃，则精血自生，虚劳自愈。”故补中益气的食疗方多用之。白胡椒性味辛、温，入胃、大肠经，温中散寒，醒脾开胃。《本草纲目》认为它“暖肠胃，除寒湿反胃、虚胀冷积、阴毒”；《唐本草》说它“主下气，温中，去痰，除脏腑中风冷”。

白胡椒猪肚汤

材料　猪肚1个，白胡椒10~20克，盐适量。

做法　先用盐搓洗猪肚的两面，再用清水洗净。用纱布包裹白胡椒，塞入猪肚内。锅中适量水煮沸，放入猪肚，先用大火煮20分钟，再用小火煮1小时，最后加盐调味。

功效　此汤具有温中健脾、散寒止痛的作用，适用于脾胃虚寒，症见胃脘冷痛、四肢不温、形寒肢冷者食用。

来碗紫苏生姜红枣汤，让肚子暖暖的

冬季保暖，还要特别注意不要让胃受寒。

胃位于人体的中心位置，就像是“中央厨房”，为四周脏腑提供营养物质。这些营养物质可以化生阳气，对身体起到温煦的作用。但是，胃有一个生理特点，就是特别怕冷，中医讲“胃喜温恶寒”，而且一冷就怠工，身体就会出问题。

冬季气温骤降，由于胃靠近腹壁，少有肌肉、脂肪等物质在外围包裹，所以特别容易受凉，这样就造成了胃消极怠工，导致营养供给不足，自然会间接引起手脚冰凉，缺乏生气。所以，驱寒暖胃对冬季维持生命活力至关重要。

给胃保暖，首先就是多穿衣服；其次，温暖、热腾腾的食物也可以帮助驱散胃中的寒气，振奋身体阳气。这里推荐一款紫苏生姜红枣汤。

紫苏生姜红枣汤

材料　新鲜紫苏叶、生姜各10克，红枣15克。

做法 红枣用清水洗净、去核，生姜切片。将鲜紫苏叶洗净，切成丝，与姜片、红枣一起放入盛有温水的砂锅里煮沸，改用小火慢炖30分钟。最后将紫苏叶、姜片捞出来，继续用小火煮15分钟即可趁热饮下。

功效 紫苏是一种野菜，同时也是一味解表散寒、行气和胃的药物。在民间，特别是在日本、韩国的饮食文化中，紫苏常作为食用生鱼片和螃蟹的配菜，这是因为鱼、蟹性寒凉，容易引起胃寒，而紫苏正好有散寒之功。

生姜常与紫苏搭配使用，生姜辛温，有发汗散寒之功，风寒感冒的时候，喝一碗热姜汤，能收到奇效。中医认为，姜是助阳之品，其特有的姜辣素能刺激胃肠黏膜，扩张血管，促进血液循环，增强消化能力。人吃过生姜后，身体会有发热的感觉，它能扩张皮肤毛孔，把体内的病菌、寒气一同带走。

红枣具有滋阴、补阳、补血的功效，常用于治疗脾胃虚弱、食少便溏、气血亏虚等疾病。

紫苏、生姜、红枣这三味温阳散寒的药物组成“三剑客”，以热汤的形式饮用，有暖胃散寒、助消化行气的作用。

手脚冰凉的孩子，冬天多吃些羊肉

有的孩子到了冬天就会手脚冰凉，这也是脾阳虚的一种表现。家长们可以给孩子适当多吃些羊肉，可以缓解手脚冰凉的症状。

寒冬腊月，人体的阳气潜藏于体内，所以身体容易出现手足冰冷、气血循环不良的情况。羊肉味甘而不腻，性温而不燥，具有暖中祛寒、温补气血、开胃健脾的功效。冬天吃羊肉，既能抵御风寒，又可滋补身体。

这里给各位家长推荐一道萝卜羊肉汤。

萝卜羊肉汤

材料 羊腩肉250克（切块），白萝卜200克（切丝），盐、香菜段、葱段、姜片、料酒、胡椒粉各适量。

做法 锅中放入少许油，烧热后放入姜片炒出香味，倒入开水后放入羊肉块、葱段、料酒、胡椒粉大火煮沸，再转小火煮熟，再放入萝卜丝大火煮沸，撒上香菜段，下盐调味即可。

功效 羊肉温胃散寒，补虚益肾；白萝卜清热生津，宽中下气。也可以做成萝卜羊肉馅饺子、包子给孩子吃。

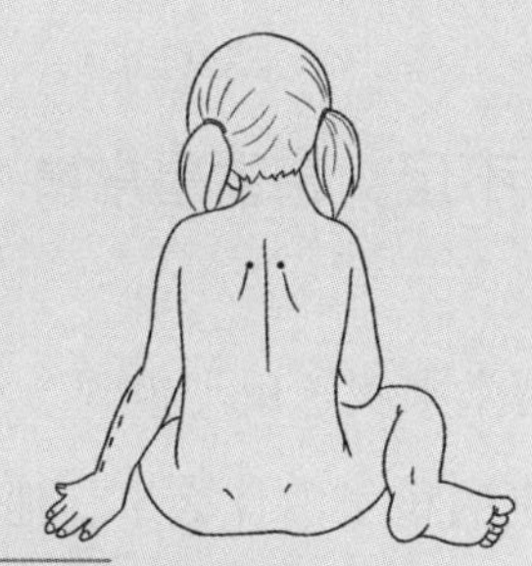

第5章

脾胃调理好，孩子有病不用慌

感冒 疏风解表强肺卫

感冒，也叫伤风，是孩子常见疾病之一，占普通儿科门诊的80%左右。一般孩子从出生6个月以后到6岁左右是最容易患感冒的年龄段，有些孩子一年内会反复感冒多次，很多孩子跟我都混成“脸熟”了，就是因为经常感冒。

脾胃虚，正气不足，感冒是常事

有个孩子时常来我这里“报到”，为什么呢？就是他经常感冒。有时候稍微着点儿凉，别的孩子没什么事，他就会感冒、流鼻涕，严重了就咳嗽、发烧。孩子的母亲常常说这个孩子体质特别差，吃点儿什么补补呢？还有的人给她支招，让给孩子打免疫球蛋白。

我跟她讲，孩子经常生病，跟他身体的正气有关，也跟母亲怀孕时的身体状况、饮食习惯有关，不是简单吃点补品、打个免疫球蛋白就能解决的。

《黄帝内经》中有一句话，大家都很熟悉了，叫“正气存内，邪不可干”。意思是说如果人体内的正气充沛，即使有外邪侵犯，人体也能抵抗，使机体免于生病，就算患病了也能较快康复。孩子也是一样，正气足的孩子即使着凉了，也不会有大问题；而正气不足的孩子就没那么大的抗病能力，很容易感冒。所以，正气不足是孩子爱感冒的关键。

那么，正气从何而来呢？中医认为，肾为先天之本，脾胃为后天之本，气血生化之源。所以，人体正气主要来源于两个方面：

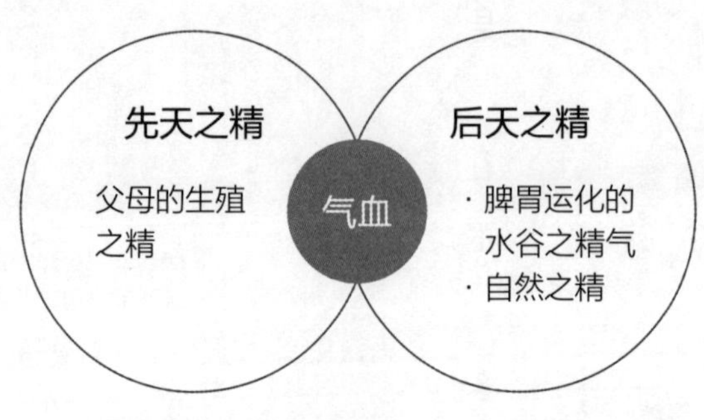

先天不足的孩子通常体质都比较差，正气不足，但对大多数孩子来说，后天的充养作用更为关键，因为孩子成长所需要的养分大部分都来自于脾胃消化的食物中的精微物质。所以说，孩子的正气是否充沛，很大程度上取决于其脾气的健康状况。也就是说，脾胃虚弱的孩子，正气必然亏虚，当外邪来袭时抵挡不住，外邪就会乘虚而入。

对照看一下自己的孩子，是不是有上述的问题，这也就是孩子动不动就感冒的根本原因。

饮食得当，孩子脾胃强壮才不易生病

有句话叫作“祛病脾胃先行”，就是说要祛除疾病，必先从脾胃着手，正所谓“正气存内，邪不可干”。即使有了病邪，只要正气强大了，就能把邪气驱赶出去。脾胃是气血生化之源，人出生后的各种营养和热量从饮食中来，而饮食只有经过脾胃的运化才能化成热量和营养，从而供给全身各个脏腑器官。

孩子的脏腑本来就很娇弱，在孩子没有病的情况下不要给他们吃各种补品，这样反倒吸收不了，堆积在体内就有可能导致积食。强壮孩子脾胃功能并不是给孩子吃什么好的东西，而是要合理安排饮食，以清淡、易消化、有营养为原则。不要暴饮暴食，养成有规律、有节制的饮食习惯，不喝过多甜饮料，每天吃适量蔬菜、水果，保证每天排便。如果做到这些，孩子的脾胃功能就会越来越好，身体越来越结实，也就不爱感冒了。

风寒感冒，马上喝一杯生姜葱白红糖水

孩子刚刚受寒的时候，往往会流清鼻涕或者打喷嚏，这时候家长一定要注意，说明有寒邪开始侵犯孩子的身体了。如果家长及时采取措施，问题很快就会得到解决；但是如果家长没在意，那寒邪就会进一步深入孩子的身体内部，造成更严重的后果，如发烧、头痛、咳嗽等。

家长一定要注意观察孩子的情况，在寒邪刚刚来袭时就帮助孩子把寒邪赶出去。怎么赶呢？就是想法让孩子出点汗，通过出汗来把体内的寒邪推出去。这里给家长们推荐一个非常简单的食疗方：生姜葱白红糖水。

生姜葱白红糖水

材料 取葱白、生姜各15克，红糖适量。

做法 生姜洗净，切片备用；葱白洗净，切段备用。锅中加入适量清水，水煮沸后放入姜片、葱白，待姜的味道熬出后，加入适量红糖，最后稍微搅动至红糖完全化开，趁热服用即可。

功效 生姜性味辛温，其特有的姜辣素能刺激胃肠黏膜，使胃肠道充血，消化能力增强。生姜还能使血管扩张，促进血液循环，这样就可以把体内的寒气一同带出。

葱白味辛，性温，具有发汗解表、通达阳气的功效。

红糖性温，味甘，入脾，具有益气补血、健脾暖胃、缓中止痛、活血化瘀的作用。

此方具有温中散寒的功效。

冬季感冒，喝一碗“神仙粥”，粥到病除

冬天寒邪偏盛，如果身体内阳气“兵力不足”，就会抵抗不住寒邪的进攻，特别容易出现头痛、流鼻涕、咳嗽等风寒感冒的症状。

在民间有一首广为流传的“神仙粥”歌谣：

一把糯米煮成汤，
七根葱白七片姜，
熬熟对入半杯醋，
伤风感冒保安康。

既然被誉为神仙粥，那自然有一些神奇的疗效，这个粥正如歌诀中所说，可以治疗风寒感冒引起的诸多症状。特别是患病3天内服用，即可收到“粥到病除”的奇效。

民间曾流传“三片生姜一根葱，不怕感冒和伤风”之说。淋雨或涉水之后，喝一碗热腾腾的姜汤，既能补充体内丢失的水分，起到降温、退烧和杀菌作用，又能帮助发汗和排尿，有利于排出体内毒素。

神仙粥

材料 葱白7根（约30克），生姜7片（约15克），米醋、大米各50克。

做法 先将大米洗净，与姜片放入锅内添水煮开，然后放入葱白，小火熬至粥快熟时加入米醋，搅拌均匀再熬制1～2分钟即可盛出食用。趁热服下后，便上床盖被静卧，直至身体微微出汗，一般连续服用3~5次，感冒就会痊愈。

功效 葱白具有发汗解表、通达阳气的功效。

米醋含有丰富的氨基酸、糖类物质、有机酸、矿物质等。药用性温，《随息居饮食谱》记载其能“开胃、养肝、强筋、暖骨、醒酒、消食……”

需要注意的是，“神仙粥”是专用于治疗风寒感冒的，而对咽喉肿痛、鼻流脓涕的风热感冒没有多大作用，家长们一定要对症下药。除此之外，预防感冒最重要的还是注意平时保暖。天冷了，给孩子多加一件衣服更重要。

风寒感冒，泡脚让身体暖起来

当孩子患了感冒风寒时，除了喝生姜葱白红糖水让孩子出汗、驱寒之外，还有一个非常简单、有效的方法让孩子的身体暖起来，把寒邪排出去，那就是泡脚。中医认为“脚为精气之根”，孩子在泡脚的过程中，温热的水可以促进血液循环、促进新陈代谢，而药物通过汗腺、皮脂腺渗透吸收，可以疏通经络、调和气血，达到祛除邪毒的目的。

给孩子泡脚，姜和紫苏叶是两个特别好的东西。姜我们家里都有，当孩子出现外感来袭的症状时，可以把姜切碎，煮水，给孩子泡脚。泡脚最好使用深一点的盆，用专门泡脚的木桶最好，水要没过孩子脚踝，接近小腿肚最好，水温比平时洗澡的水稍微高一些，泡一会儿等水凉了再添一些热水，不要一下子把水加满，水温也不要过高。

此外，紫苏叶泡脚驱寒的效果也特别好。紫苏叶我们大家都熟悉，吃韩式烤肉的时候往往会给你送几片新鲜的紫苏叶，用来裹着烤好的牛肉吃。中医讲究药食同源，紫苏叶在中医属于一个解表药，作用于肺经和脾经，它具有合营理气的作用，也就是主要治疗一些风寒感冒导致的症状，包括发热、恶寒、头疼、鼻塞、咳嗽等，它也可以和杏仁、前胡等药物组成方剂。

孩子出现风寒感冒的症状时，也可以用紫苏叶给孩子煮水喝，如果孩子不喜欢喝，就用紫苏叶煮水给孩子泡泡脚，孩子出点汗，症状就消失了。

感冒的饮食调理

生病时的脾胃都是很弱的，所以饮食要注意。

生病时要清淡饮食，发烧的孩子尤其不要吃肉蛋。还没有断奶的孩子奶粉可以冲稀一点，或者替换一点米汤、面汤。如果哺乳妈妈正在生病，或者寒湿比较重，也可以考虑替换一点米汤。睡前奶最好停掉，不吃寒凉食物，比如猕猴桃、香蕉、西瓜、柿子。咳嗽的孩子暂停所有水果最保险。螃蟹、虾、无鳞海鱼都是很寒的，不要吃，对病情的恢复没有帮助。

如果能喝粥最好，既补充津液，又能滋养肠胃。粗粮、大豆类也尽量少吃或不吃，汤圆等糯米制品不要吃，非常甜腻的点心不要吃。总体来说，生病的几天吃素，不吃寒凉、黏腻之品，不吃零食，即便没有用药，也会好得很快。

感冒后别忘了喝怀山药水调理脾胃

前些天有个孩子感冒刚好没几天，又感冒了，孩子妈妈不解地问我：“为什么我的孩子总是反复感冒？为什么孩子感冒好了，还是一直咳嗽?”

经常反复感冒的孩子，一般来说很可能是正气不足、脾胃虚弱，身体缺乏抵抗外邪的力量，所以才导致外邪容易入侵。

所以，每次孩子感冒过后，家长都不要忘记再给孩子调一调脾胃，不要以为感冒症状消失了，孩子就彻底没事了。在外邪基本清除之后，我们需要强壮孩子的脾胃，让他自己的正气强大起来。所以，每次在孩子感冒之后，家长们需要进行最后一个阶段的调理，那就是补脾，因为脾胃是肺的母亲，“脾土生肺金”。脾胃调理好了以后，孩子的健康状况就会稳定一些，不会反复感冒，也不会长期咳嗽了。

怀山药水

材料 干怀山药30克。

做法 怀山药加适量水，熬煮半小时即可。熬好后随意当水喝，每天煮一次。

功效 连续喝三五天就可以了。这三五天的时间，能够把身体的邪气彻底顶出去。

需要注意的是，一定要买那种干的、盒装或者桶装的精品怀山药，而不是菜市场见到的普通山药，表面上看起来疙疙瘩瘩的、稍微有点发黄，这是没有用硫磺熏过的，质量更可靠。

有积食症状的孩子，可以用怀山药30克、炒鸡内金6克熬水，这个方子对积食感冒的孩子效果更好。

积食 消食导滞，补脾虚

积食是指乳食停聚在中脘，积而不化，由气滞不行所形成的一种脾胃病。《景岳全书·小儿则总论》指出："盖小儿之病，非外感风寒，则内伤饮食。"充分说明"内伤饮食"在小儿疾病中的地位。

如何判断孩子是不是积食了

积食说的主要是发病的原因，不是症状。症状则是多种多样的，但是我们也可以通过简单的辨症判断孩子当下是不是由于积食引起的问题。

1 口臭

小儿口臭（可能是酸臭或腐臭等），积食可能性很大。除了闻口气，家长还要留意孩子打嗝时候的味道，打嗝反出的味道具有酸臭味，这是积食的前兆，如果此时发现，应及时对症处理。

2 大便很臭

大便很臭（也可能是酸臭），很可能有积食。积食大便不正常（不顺畅或拉稀，但都一定是偏臭的）；或刚开始拉稀臭，拉几天就不臭了；或放屁特别臭；大便颜色也不正常，一般偏深如黑色。

3 手心、肚子烫

看手心脚心是否比平时热？或者手心常常有汗？如果发烧时手心手背、肚子后背温差很大，比如肚子很烫背不烫、手心很烫手背不烫，则很可能有积食。

4 舌苔厚腻

看舌苔是否厚腻，白厚、黄厚的一层在舌头上。有些孩子舌苔虽然不厚，但是舌尖红。积食几天后舌苔会偏厚，逐渐会变黄腻；如果是舌苔黄厚，一般就是已经积食几天了；舌苔白厚腻或黄厚腻，也极有可能是积食。

5 脸蛋发红

有的出现脸蛋发红，一边（一般是右边）偏烫；有的是在两侧出现红血丝或者白斑。这个可以作为积食的一个佐证。

6 食欲不正常

食欲不正常，不想吃东西。

7 睡眠不安

晚上睡觉不安、不停动，爱趴睡，哭闹，磨牙。

8 嗓子痛

严重的扁桃体、咽喉发炎，一般开始都是发红，化脓后变白。

9 腹痛

喊肚子痛，大便后就不痛了，这种情况一般是积食引发的。

脾胃虚弱和积食互为因果

小儿脏腑娇嫩，形气未充，脾常不足，乳食的受纳、腐熟、传导以及水谷精微的吸收、传输功能均不成熟，加之小儿饮食不知自调，家长喂养不当，则更损害了脾胃功能而导致疾病的发生。

积食是脾胃虚弱的一种表现。积食会引起脾胃虚弱，脾胃虚弱又会引起积食，它们之间是互为因果的。

临床上，孩子的很多病看似种类各异，但深入探究就会发现，这些疾病都与积食有关，比如咳嗽、发热、反复感冒、肺炎、咽炎、头痛、便秘、腹泻、盗汗、贫血、夜啼、荨麻疹等，都有可能是由积食引起的。

陈复正在《幼幼集成·哮喘证治》中说："因宿食而得者，必痰涎壅盛，喘息有声。"讲的就是小儿积食与咳嗽的关系。而《脉经》中有"小儿有宿食，尝暮发热，明日复止，此宿食热也"的说法，说明积食也可以引起发热。

一般来讲，在孩子身上出现的毛病，由积食引起的多，最终会导致脾胃不和、脾虚。脾胃虚弱又会引起积食，它们之间是互为因果的。脾属土，肺属金，脾生肺，脾胃虚弱又会导致肺虚，引起呼吸系统疾病。我们经常说感冒、咳嗽都是吃出来的，就是这个道理。

孩子脾常不足，一积食就发烧

有一天我接待了这样一个孩子。他的父母说，这个孩子今年六岁了，每年都要感冒发烧好几次，有时候莫名其妙就发烧了，从小到大几乎每个月都要输液，为了这个，父母没少着急上火。我问他的父母孩子平时吃饭怎么样，最近吃了些什么。父母说孩子平时吃饭就不好，吃饭不香，饭量又少。前几天出去玩儿回来，有点儿着凉，没吃晚饭，睡觉前觉得饿了，吃的红烧排骨和米饭，第二天早上就开始呕吐、发烧。

我告诉孩子父母："这顿夜宵就是孩子感冒的诱因，因为孩子本来脾胃就虚弱，睡前吃红烧排骨，没有完全消化，再加上白天出去受了凉，所以导致呕吐、感冒。"

实际上，孩子的很多毛病就是因为其脏腑娇嫩，不能完全消化吸收食物造成的。脏腑娇嫩，意味着孩子的五脏六腑特别容易受外界的影响。比如用药，正确使用的话，见效非常快，病可能马上就好；如果用药不对症或用药量过大，孩子的身体就会受损伤，而且有可能是长期性的，这会导致孩子长大后阳气很弱。因为阳气弱，无法抵抗外邪，一旦有个病毒或者风邪，或者哪天吃的东西没有消化，马上反映在孩子身上就是发烧感冒。

这个孩子的情况不是偶然的。表面上看，是因为孩子晚上睡觉前吃了红烧排骨没有消化，引起感冒。深层次来看，这个孩子因为长期反复感冒，经常输液，体质寒凉，脾胃极其虚弱，再加上白天已经受凉，这个时候再吃不容易消化的排骨，自然就会生病。

因此，中医认为，肺出了问题，可以用调理脾胃的方法来治疗，而不是头痛医头脚痛医脚。这也就是我们为什么强调调理脾胃的重要性的原因之一。看到这里，大家应该更加明确了，很多孩子肺的病变，其实在某种程度上是和脾胃受损有很大关系的。

孩子本来就“脾常不足”，而家长尤其是老人，生怕孩子营养不良，一个劲儿喂孩子。脾胃是用来消化食物的，一旦吃进去的食物超过了脾胃的运化能力，就会导致孩子消化不良。吃多了就容易积食，积食后又很容易发烧。因为孩子的脾胃有积食，所以身体就得调动正气去消化这些多余的食物，那么，在肌表起守卫作用的正气力量就会被削弱，于是，风寒、风热等邪气就很容易侵袭进来。所以说，积食是导致孩子发烧的常见原因之一。

对付食积发烧，首要的是通便

很多家长可能有这样的体会，孩子本来发烧特别厉害，可是大便以后，体温马上就下来了，孩子也有了精神。这就是明显的食积发烧。俗话说“二便通畅，发烧易降”，对付小儿食积发烧，首先就是通便。为什么这么说呢？中医认为：肺与大肠相表里，大肠不降，肺气就降不了，肺气不降就咳嗽。积食到一定程度就会突然高烧，这个高烧还是肺气不通的问题，因为下面不通，全都顶到上面了，于是就形成了热证。此时，只有用下法疏通腑气导热下行，尤如釜底抽薪，方能退热。皮肤孔窍、大肠、小便等散热的孔窍门户都打开了，再烧也烧不到哪里去。最怕发烧后大便不通，还便秘、小便黄，那就坏了，孩子很可能会高烧。因为主要孔窍——大小便通道全部被堵住了，大便不通，上面肺主管的皮肤毛孔也会闭塞，孩子出不了汗，等于是把全身的门窗全关了，邪热根本出不去，都堵在身体里，能不发烧吗？有的时候孩子吃多了，耳朵通红，体温一下子升高，这个时候给他揉揉耳朵、揉揉肚子，吃一点苹果泥，孩子只要一大便，立刻就退烧了。所以孩子发烧的时候，首先要保证大小便的通利，这一点一定要记牢！

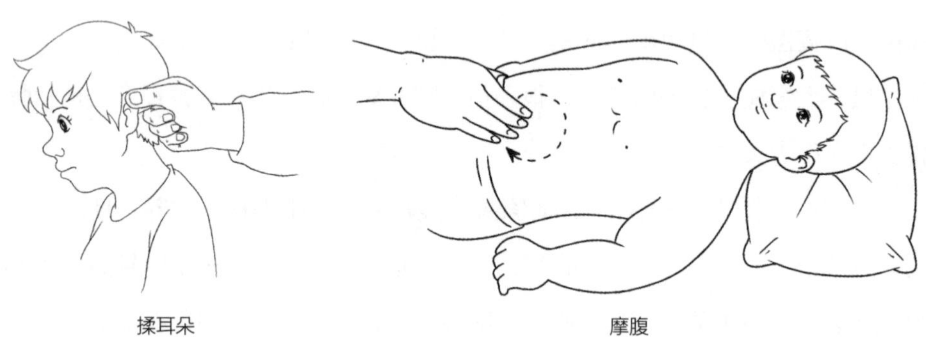

揉耳朵　　　　摩腹

积食发烧，搓痧帮你忙

搓痧：煮开一锅水，把洗净的新鲜艾叶放入锅中焯一下捞出，淋上香油，用捣蒜臼捣烂。抓一把捣烂的艾叶，顺着脊椎上下滑动地搓，搓到皮肤潮红，这样体内的热会顺着皮肤排出来。搓痧完毕后，用艾叶水泡脚。搓痧以后一定要给孩子多喝水。

治积食就掐四横纹

四横纹在第二至第五指，从指尖数第二节横纹中点，这个穴位也叫四缝穴。这个穴位可以掐，也可以用三棱针扎。孩子腹胀、积食的时候，掐四缝、扎四缝都能起到消食化滞、祛痰化积的作用。

掐四横纹：掐四横纹的步骤比较多，先将每个手指往中间挤，男孩挤9下，女孩挤6下；然后再掐该手指的四缝处，横着掐一下，竖着掐一下，再横着掐一下，每次掐的时候都要不快不慢地数三个数，然后换下一个手指，重复上述动作。掐的时候，孩子会有轻微的痛感，这时候需要家长与孩子配合，比如带着孩子一起数数，以转移孩子的注意力。

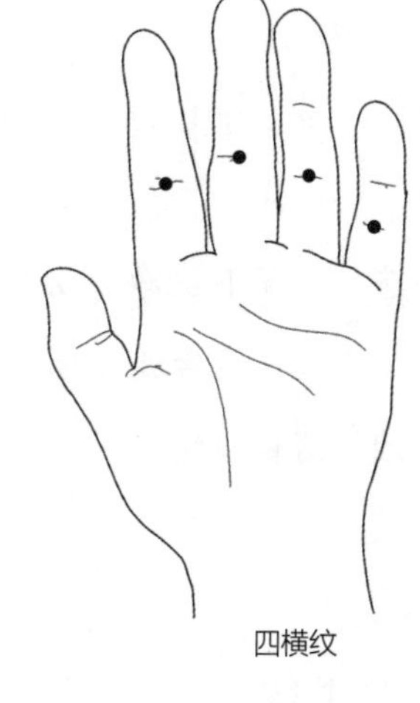
四横纹

针刺四横纹：也可以在医生的指导下，使用三棱针扎四缝，效果也非常显著。把针消毒后，对准孩子的穴位针刺，然后挤出穴位处的液体，有可能是黄水，也有可能是黑色的血液。家长可以进一步观察，食指挤出的黄水多，说明孩子胃口不好；中指挤出的黄水多，这样的孩子手指甲边上容易长倒刺，容易上火，脾气也急躁；无名指挤出的黄水多，这类孩子往往汗多，脾气暴躁，自控能力差；小指挤出的黄水多，则多见于肾脏虚弱，有遗尿、肾炎的孩子；如果孩子吃零食、喝饮料太多，四缝穴挤出的多是黑血。

白萝卜是个好东西，积食消滞有奇效

白萝卜是消食顺气的理想食物。孩子出现积食后，可以给孩子喝萝卜汤。很多孩子不爱吃萝卜，可以把萝卜切成丝或者片，经常变换一些做法，孩子们会很喜欢吃。白萝卜的消食作用非常好，可以经常给孩子吃，特别是萝卜丝汤、凉拌萝卜丝对孩子积食引起的咽痛很有效。

萝卜丝汤

材料　白萝卜100克，姜丝、香葱碎或香菜段各适量，盐、香油各少许。

做法　白萝卜洗净、切成丝；用姜丝炝锅后，加水，放入萝卜丝煮软，最后放入盐、香油、香葱碎或香菜段来调味。

功效　消食顺气。

凉拌萝卜丝

材料　白萝卜200克，醋、生抽、白糖各适量，香油、盐各少许。

做法　将白萝卜洗净，切丝，放入醋、生抽、香油、盐、白糖，拌匀即可。

功效　消食开胃。

八珍糕，开胃补脾消积的小点心

关于八珍糕，有一个小故事。清代光绪六年九月的一天，慈禧由于嗜食油腻肥甘出现不思饮食、消化不良、脘腹胀满、恶心呕吐、大便稀溏等症状，终日闷闷不乐。太医们心急如焚。太医李德生率众太医去为她会诊，认为慈禧这是脾胃虚弱所致。经过众医研讨都认为该给慈禧补脾益胃，开了八味既是食物又是药物的处方：茯苓、芡实、莲子、薏米、山药、扁豆、麦芽、藕粉各二两，共研细粉，加白糖七两，用水调和后做成糕点，并取名“健脾糕”。吃了此糕几天后，慈禧的病竟完全消失了，有了食欲，吃饭也香了，精神也好多了。慈禧一高兴便将“健脾糕”改称“八珍糕”。从此，八珍糕成了慈禧最爱吃的食品。不管有病无病，总要让御膳房为她做八珍糕食用。

八珍糕的具体做法很简单，就是准备的食材种类比较多，家长们需要仔细留意一下。

八珍糕

材料 茯苓、山药、白扁豆、薏米、芡实、莲子、炒麦芽、藕粉各30克。

做法 这些食材中药店普遍都有售卖，大家买的时候让中药店代为研成细末，自己回家再用细筛过滤一遍。然后加入适量糯米粉、大米粉、白糖，加水调成面糊。上锅大火蒸熟，凉凉后切成块，每天吃一小块。

功效 孩子积食后，会出现腹胀、不思饮食的症状，给孩子吃一块八珍糕，能够开胃补脾，缓解积食症状。

常给孩子喝米油，健脾养胃不积食

熬粥的时候，上面会有一层细腻、黏稠、形如膏油的物质，中医里称它为“米油”，俗称粥油。

《黄帝内经》说“五谷为养”，尤其是我们中国人的脾胃，最适合的就是五谷滋养。民间有个说法是“米油赛参汤”，婴儿食米油，“百日则肥”。因为大米具有“平胃气，长肌肉”的功效，煮粥食用特别容易被人体消化吸收，最养脾胃。

关于米油，中医有很多记载，清代医学家王孟英在他的《随息居饮食谱》中写有“米油可代参饮”，因为它和人参一样具有大补元气的作用。平时隔三差五给孩子熬点大米粥喝，最主要的是喝上面的那一层米油，坚持下来，孩子就不易出现积食的现象了。

焦三仙消积疗效好

临床上因焦山楂、焦麦芽、焦神曲这三味药均能消食，且经常出现在同一张处方上，属于黄金铁三角，为了方便，于是简写成“焦三仙”。

焦三仙是消积化滞的验方，三样东西皆入脾、胃经，都有消宿食、除胀满的功效。而且它们三个各有特长：焦麦芽可以很好地消化淀粉类的食物（比如土豆、玉米、小麦、山药、薯类）；焦山楂擅长消化肉类或者特别油腻的食物；焦神曲则擅长消化米面类的食物。中医在临床上一般三药合用，可以有效地消食导滞、健运脾胃，所以称之为“焦三仙”。

麦芽，就是大麦芽，清医书《药笼小品》中记载麦芽：健胃快脾，消积滞，化一切米面食积，尤善通乳。炒用。

焦三仙的使用方法为：3岁及3岁以下，以上材料各取3克；3岁以上，以上材料各取6克；成人用量可各取10克。用适量水煮开后转小火煮20钟即可，煎药的锅用砂锅最好。煮好第一次服用后，余下的可以放冰箱里，下次喝的时候拿出来再煮一下。最好当天熬的当天喝，饭后喝。通常服用两三天后还没有效的，就要停服，找医生看看是不是没有对症。

焦三仙三味药均是药食同源，同时可以帮助消化，似乎也没有什么坏处。所以就有家长问，可不可以将这三种药作为日常保健经常给孩子喝以帮助消化呢？答案是，不可以。

焦三仙虽然是药食同源，药物的偏性都不大，但是始终还是药物。我们说过无数遍，药不能乱吃，也不能久吃。像焦三仙里面的山楂，我们说它是消肉食的，如果肚子里没有东西让它消化，那么它就会不分青红皂白将我们的胃当成它的“猎物”进行消化，从而形成溃疡。

此外，孩子的脾胃功能相对不是很完善，而且他们积食的情况比较常见。家长想要解决根本问题的心情我能理解，但是脾胃调理是需要时间的，不是简单吃点什么就可以调养好的。三分治七分养，功夫都在日常。如果一味地借助药物来帮助消食，脾胃也会消极怠工，时间长了反而影响脾胃功能。

肺炎 宣肺清热，祛除外邪

说到肺炎，很多家长都认为这是一个西医学的名词，其实不然。早在清代中医学著作《麻科活人全书》中，就已经记载了这一急症，不过名字更为具体，叫“肺炎喘嗽”，具体表现为：高烧不退、胸闷喘憋、剧烈咳嗽、呼吸急促、鼻翼翳动，甚至需要张口抬肩才能正常呼吸。孩子患肺炎，鼻腔也非常干燥，并伴有咳吐浓稠黄痰等症状。我们现在所说的“肺炎”，是西医学传入中国后，因为翻译的原因，直接从“肺炎喘嗽”借用过来的。

脾虚肺就弱

很多孩子都得过肺炎，如果治疗不彻底，很容易反复发作，有的孩子真是年年来我这儿“报到”，家长也很头疼。

前面我们说过，脾胃强大，肺气才充足、坚固，脾胃虚弱，必然导致肺气不固，造成孩子身体虚弱、经常生病。中医说“肺为娇脏”，不耐寒、热、燥、湿等外邪的侵袭；而且肺在五脏六腑中位置最高，覆盖诸脏，主呼吸、主皮毛，通过口鼻、皮毛与外界相通，当外邪来袭时，首先伤害的就是肺。孩子的肺脏相比成人来说更娇嫩，卫气抵御外邪的能力也更弱，当营卫之气不足以驱除外邪时，肺部就极易引发炎症。而且，年龄越小的孩子脾胃越弱，肺越娇嫩，也就越容易得肺炎，而且反复迁延不愈。

肺炎刚好不要再次引发感冒

肺炎的发病期，临床上主要采取抗感染治疗，经过正规治疗一周后病情基本得到控制，这个时候家长千万不要疏忽大意，以为孩子好了，没事儿了，可以照常上幼儿园、上学了。虽然高热、喘促、发绀等急重症状消失，但是仍然有咳嗽、乏力、痰多、肺部啰音不消等症状，这个时候一定要注意不能让孩子感冒，如果在恢复期再次感冒，病情会加重。所以对恢复期的孩子，家长一定要注意给孩子补脾，使其脾胃强壮起来，才能很好地吸收营养，尽早恢复身体。

在饮食上，每天给孩子喝点米汤，就是我们前面所讲的米油，这个补气的效果非常好。还可以给孩子吃六君子丸，它是健脾益气的良药。脾气旺则肺气健，正气充沛，机体抗邪能力就会明显提高，才能减少肺脏的反复感邪，彻底治愈小儿肺炎。

推推肺经，强壮肺卫

孩子的病，最多就是两大类，一类是以积食为首的脾胃系病症；另一类就是以感冒领头的肺系病症，包括咳嗽、哮喘、肺炎等。这些病症中的推拿治疗方里都会用到一个穴位，而且是必不可少的一个要穴，它就是五经穴中的肺经。

无论感冒还是肺炎，都是由于肺遭到外邪的入侵，肺卫不能有效抗击外邪。这个时候按摩肺经，一方面可以帮助肺把外邪赶出去，另一方面可以帮助肺修补御敌的“城墙”，使肺卫更加坚固，外邪攻不进来。

肺经，位于孩子小手的无名指掌面，是五经穴之一，从孩子指根推向指尖，为清肺经；顺时针旋推孩子无名指指腹，叫补肺经。

补肺经能够补益肺气，长期咳嗽或经常感冒的孩子基本都会损伤肺气，这时，给孩子补肺经有很好的保健功效。对于脾虚的孩子，还可以加揉补脾经

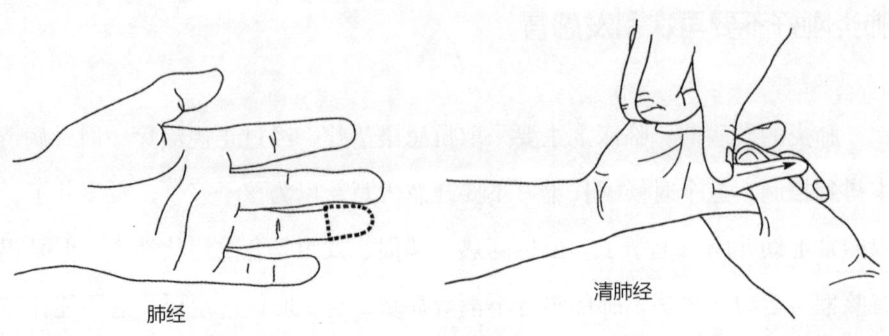

肺经　　清肺经

和按揉足三里。顺时针旋推孩子大拇指指腹为补脾经，补脾经能健脾胃，补气血。

清肺经主要针对感冒、咳嗽、气喘、痰鸣等肺经实热证，多与清天河水、运内八卦、分推肺腧等合用。

肺腧穴也是补益肺气的要穴。肺腧穴在孩子的背部，第3胸椎棘突下，旁开1.5寸（相当于孩子食指中指并拢，中指节的宽度）。用两拇指或食中二指端揉，称揉肺腧；两拇指分别自肩胛骨内缘从上向下推动，称推肺腧或分推肩胛骨。揉肺腧、分推肺腧能调肺气、补虚损、止咳嗽，多用于呼吸系统疾病。

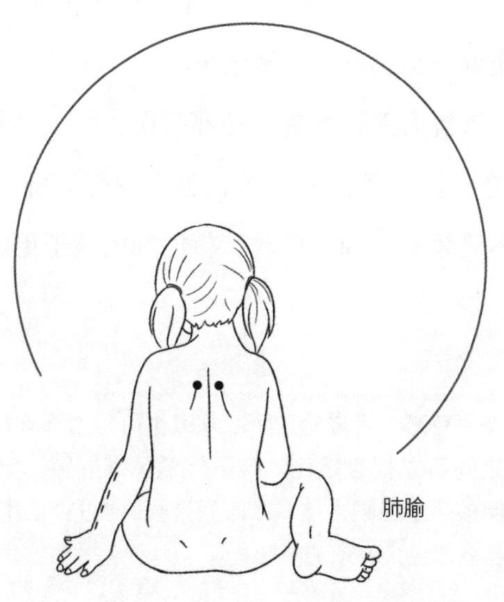

咳嗽　宣降肺气，养肺阴

中医将咳嗽分为外感咳嗽和内伤咳嗽两大类。外感咳嗽是指风邪伤肺引起的咳嗽，可以按照辨治感冒的方法治疗。“五脏六腑皆令人咳，非独肺也”，大多数内伤咳嗽是由于其他脏腑功能失调引起的，孩子的内伤咳嗽尤其应该注重调理脾、肾。

脾失健运，易感外邪

小孩咳嗽也分为外感咳嗽、内伤咳嗽。由于小孩生理特点是纯阳之体，生长发育迅速，脾常不足，脾虚会导致纳差、营养不良；脾失健运又会化生痰湿，使得咳嗽缠绵难愈，正所谓“脾为生痰之源，肺为贮痰之器”。所以不论哪种类型的咳嗽都应兼顾脾胃。

引起咳嗽的原因很多，但病位都在肺。《黄帝内经》中记载：“五气所病，心为噫，肺为咳，肝为语，脾为吞，肾为欠为嚏……”意思是说五脏之气失调后所发生的病变，心气失调则嗳气，肺气失调则咳嗽，肝气失调则多言，脾气失调则吞酸，肾气失调则呵欠连连、喷嚏不断……说明咳嗽是肺病的主要表现。外邪犯肺或者痰湿壅肺，都会导致咳嗽。

孩子身体稚嫩，抵抗力差，容易被外邪所伤，所以小儿咳嗽初起多为外感咳嗽。风寒、风热之邪从口鼻侵入肺脏，肺失宣降，肺气上逆，就会引发咳嗽。有些孩子平时体质较差，肺气虚弱，就比别的孩子更容易咳嗽，咳嗽症状也更厉害。

外感咳嗽	因为外邪有寒、热之分，所以咳嗽也可分为寒咳和热咳，而且寒咳、热咳之间可以相互转化。孩子外感风寒感冒，出现咳嗽，这时是寒咳，但孩子是纯阳之体，寒咳只是暂时性的，很快会化热入里，痰热蕴肺，变成经久不愈的热咳
内伤咳嗽	《黄帝内经》中说“五脏六腑皆令人咳，非独肺也”。不单是外邪直接犯肺会引起咳嗽，其他脏腑疾病也会影响肺脏，造成咳嗽。比如饮食不当，脾失健运，水湿内停，痰浊内生，也会导致咳嗽，同时有痰。慢性咳嗽多为内伤因素所致，感冒之后迁延不愈的咳嗽多是肺阴虚所致

对于小儿来说，脾失健运引起的咳嗽最为常见。明代医家李中梓在《医宗必读》中称“脾为生痰之源，肺为贮痰之器”说的就是这回事。孩子脾常不足，如果乳食停滞，水湿内停，就会酿湿成痰，而痰浊上渍于肺，必然会导致咳嗽。

陈复正在《幼幼集成》中总结："但因痰而嗽者，痰为重，主治在脾；因咳而动痰者，咳为重，主治在肺。"

临床上，食积咳嗽也占了很大比例。一般来说，很多孩子都先有积食的表现，如厌食、腹胀、口臭、便秘等，然后出现咳嗽，进食后或者黎明时咳得最厉害。对于这种有痰的食积咳嗽，单纯的镇咳反而会加重病情，而仅仅宣肺化痰也往往收效不大，反而是吃些健脾消积的药，很快积滞消了，咳嗽也就好了。

咳嗽要尽早治疗，时间拖得越长，治疗的时间也会越长。

咳嗽初起，不要急于止咳

孩子咳嗽了，中医认为，这是外邪伤到肺的表现。孩子的肺非常娇嫩，如果处理不好，外邪就会留在里面，可能引发孩子肺部的其他毛病，比如哮喘等。

治疗孩子咳嗽，最重要的是要找到引起咳嗽的原因，不能一咳嗽就马上用药止咳。咳嗽只是一个症状，而不是病因。咳嗽不会引起肺炎，而是肺炎导致咳嗽。

孩子咳嗽的时候，家长们都急于镇咳，几乎家家都常备止咳糖浆、川贝止咳枇杷露，孩子一咳嗽，马上给孩子喝止咳药，这样做虽然把咳嗽"镇住"了，但并没有去除病根。强力止咳的做法只是把邪气堵在肺里，结果孩子咳嗽迁延不愈，很痛苦。

咳嗽是外邪入里导致的，正确治疗咳嗽的思路应该是把邪气往外引，而不能用药强行往里面压，只要把邪气赶走，孩子自然就不咳嗽了。

初感风寒咳嗽时别给孩子吃川贝炖梨

不少家长在孩子感冒咳嗽的时候，喜欢给孩子吃川贝炖梨，以此来达到化痰止咳的作用，这其实是不对的。

川贝味苦、甘，性微寒，具有清热润肺、化痰止咳、滋润的作用。它一般是用来缓解燥咳，尤其是阴虚燥咳，对阴虚导致的痰中带血病症比较有效。而孩子初感风寒，不适合使用川贝等滋润的药。

川贝炖梨这个食方只适用于调治燥热之咳，如果孩子在刚开始感受风寒咳嗽时就用了这个方法，那就等于是寒上加寒，往往会把寒气闭在身体里面，反而会加重病情。

川贝和梨有滋阴润燥、止咳化痰的作用，类似于念慈庵，对老年人长期阴虚咳嗽疗效较好。大家看念慈庵的商标图片就清楚，那是一个孝子给老人家送药，并不适合孩子服用。

刚开始咳嗽时给孩子喝紫苏叶茶

孩子感染风寒就会出现咳嗽症状，这也是寒气袭肺的表现。这个时候孩子特别怕冷，说明寒邪还停留在体表，这个时候可以给孩子煮紫苏叶茶。具体做法是：5岁左右的孩子用3克，5岁以上的孩子用6克，成人也适用。把紫苏叶放到砂锅里，加入200毫升水，盖上锅盖大火煮沸后改小火再煮3分钟熄火，不要打开锅盖，闷七八分钟后给孩子饮用。

紫苏叶不宜熬煮太长时间，也可以用开水泡七八分钟后饮用。紫苏叶茶不宜空腹服用，服用前最好让孩子吃点东西。

我们前面提到，紫苏有解表散寒、行气和胃的功效，受寒咳嗽，马上给孩子喝两天紫苏叶茶，让孩子出点汗，寒邪之气排出来，咳嗽也就好了。

烤橘子散寒止咳效果好

孩子刚刚受寒时，要用各种方法散寒，泡脚、喝热米汤，也可以给孩子吃烤橘子，效果非常好。

烤橘子

材料 新鲜橘子1个（颜色稍微发红一点儿的更好）。

做法 用筷子插进橘子里，放在炉灶上开中火烤，待接触火的地方很快变黑后，再用筷子翻转橘子，让其他地方接触火苗，等橘子全部变黑时就可以熄火了。把橘子从筷子上取下，放温后剥开，让孩子吃里面的橘肉。每次吃1个，每天吃2次。

功效 散寒止咳。

需要提醒家长的是，橘子皮的颜色变黑就可以了，不要过度烧烤。一般情况下，对于寒咳，用这种方法很快就可以止咳。对于感冒后“残留”的咳嗽，这种方法也有不错的效果。

为什么吃烤橘子有散寒效果呢？因为橘皮具有辛、苦、温的特性，归肺、脾经，可以散寒、燥湿、利气、消痰。入药的橘皮都是干的，其实新鲜的橘子皮药性更强。

孩子受寒咳嗽，我们要用清热的药清除体表之寒，再加一点化痰的药，清除引起咳嗽的外邪就行了。清热的药物，比如双花、连翘、蒲公英、鱼腥草等，都是清透外邪的主要力量，它们负责攻坚战。同时，再配合一点清肺热的药物，像桑叶、浙贝母、枇杷叶等。

咳嗽时饮食要清淡，多喝水，少吃肉

从肺和脾的关系我们可以了解到，咳嗽的根本原因主要还是落在正气与脾胃方面。所以咳嗽时应注意减少对身体的刺激和顾护脾胃，就饮食而言应清淡饮食。

1 补水

孩子在咳嗽时容易造成缺水，如果孩子发烧，身体消耗的水分会更多，所以家长一定要注意给孩子多补水，最好是白开水，鲜榨果汁、煮白萝卜水也可以。

2 少吃肉

俗话说“鱼生火，肉生痰，青菜豆腐保平安。”鱼、肉等荤腥食物都是助湿生痰之物，吃多了反而会加重病情。此外，还要注意不要吃生冷、过咸、辛辣、甜腻、油炸、过酸的食物。过咸的食物会加重水湿在体内的积聚，使得痰饮生成更多；生冷和辛辣的食物会刺激呼吸道，使咳嗽加剧；甜腻、油炸的食物会蕴热生痰，加重咳嗽，而过酸的食物有收敛作用，会使痰不易咳出。另外，海鲜等发物也不宜食用，会加重咳嗽。

3 对于不同类型的咳嗽，可以适当吃些相宜的食物

热咳的孩子，饮食以清淡为主，可以适当多吃白菜、茼蒿、白萝卜、竹笋等蔬菜。寒咳的孩子，应该吃些温肺止咳的食物，如生姜、葱白、豆豉、香菜、金橘等。如果孩子咳嗽时间比较长，身体比较虚弱，可以吃些具有清补作用的食物，如枇杷、梨、百合、核桃、松子等，可养阴润肺。

在积极求医的同时，家长还可以给孩子准备一些清淡的饮食。

咳嗽对症食疗方

麻油姜末炒鸡蛋

材料　鸡蛋1个，姜末10克，麻油（香油）5克。

做法　将鸡蛋打散搅拌均匀；将麻油倒入锅中，加热之后放入姜末

炒出香味，倒入鸡蛋炒熟即可。

功效 生姜辛热，能发散风寒，每晚睡前趁热吃一次，坚持吃几天，对风寒引起的咳嗽疗效显著。

生姜大蒜红糖水

材料 生姜10克，大蒜3瓣，红糖5克。

做法 生姜切碎，大蒜拍扁。将姜末、蒜块、红糖一起放入锅中，加入适量清水，大火煮沸后改用小火煮10分钟，滤渣取汁。

功效 大蒜性温，入脾胃、肺经，治疗寒性咳嗽效果非常好，再加上解表散寒的生姜和红糖，一次给孩子喝一小碗，一天2~3次，对初期寒咳非常有效。

咳嗽痰多，就喝鲜竹沥口服液

很多家庭都有一些小儿常备药，鲜竹沥口服液相信家家都有。孩子有点感冒、头疼，或者有点咳嗽，妈妈就赶紧给孩子喝一管鲜竹沥口服液。要知道，这个药不是随便吃的，咱们先看看这个药的配方组成。

复方鲜竹沥口服液这个方子是中成药，以竹沥为主要原材料制成。什么是竹沥呢？竹沥是竹子的汁液。制作方法是：取鲜竹节，截成30~50厘米长，把两端的竹节砍去，然后劈开，架起来，用火烧烤竹节的中间部位，此时，竹节的两端即有液汁流出，这个汁液就是竹沥。

中医认为，竹沥性味甘寒，归心、肺、胃经，能清心肺胃之火，有豁痰润燥、定惊之效。主治痰热咳嗽，痰黄黏稠；亦可用于痰热蒙蔽清窍，痰热中风，舌强偏瘫；小儿惊风，四肢抽搐。常配清热化痰、熄风定惊药使用。

现在的药店有两种制品，一种是“鲜竹沥口服液”，里面纯粹都是鲜竹沥，另外一种是“复方鲜竹沥口服液”，里面加入了其他化痰的药物，在病情严重时，用鲜竹沥口服液。而在病情没有那么重，以化去黄痰为主的辅助治疗时，用复方鲜竹沥口服液。

复方鲜竹沥口服液的成分包括鲜竹沥、鱼腥草、半夏、枇杷叶、桔梗、薄荷、生姜。鱼腥草有清肺热、解毒的功效；半夏是燥湿化痰的；枇杷叶具有清肺热、降气的作用；桔梗是解毒排脓的，起向上宣泄的作用；薄荷是利咽的；生姜在这里是反佐的，是怕竹沥太寒了，用生姜温化痰涎的效果加以缓解。有热痰的时候，服用鲜竹沥的好处在于起效迅速，干净利落。

在孩子有严重的肺内感染，出现了黄痰、高烧、剧烈咳嗽且咳嗽部位比较深、全身症状明显的时候，需要到医院接受医生的治疗。什么时候用这个药呢？我们确认了这是热证，可以给孩子服用复方鲜竹沥口服液。我建议大家把黄痰作为服用这个药的判断依据，如果是白色的痰，千万不要用。但是如果前面的症状都有，而且黄痰明显，就可以使用。这个药的效果非常好，一般一两天就可以把黄痰清掉，扭转病势。

需要家长注意的是，这个鲜竹沥是清痰热用的，不是所谓的“止咳药”，不要一见咳嗽就用，尤其对于白痰、清鼻涕的孩子，是绝对不可以用的，那和寒证使用川贝一样，是寒上加寒，犯了原则性的错误。另外，不要因为这个药的化痰效果好，就其他什么药都不用了，只用这个，这样也是不对的。这样虽然痰化掉了，外邪还在，停药后还会生痰。

治咳嗽推拿方

风寒咳嗽推拿方

开　天　门：以拇指指腹在孩子两眉中间至前发际上做直线推动，两手拇指自下而上交替直推，推50~100次。

推　坎　宫：以拇指侧面，自孩子眉头沿眉向眉梢成一横线，做直线分推，推50~100次。

揉耳后高骨：以食、中、无名指三指置于小儿耳后，做环转勾揉，揉50~100次。

补 肺 经：顺时针旋推孩子无名指末节指腹，推300~500次。

风热咳嗽推拿方

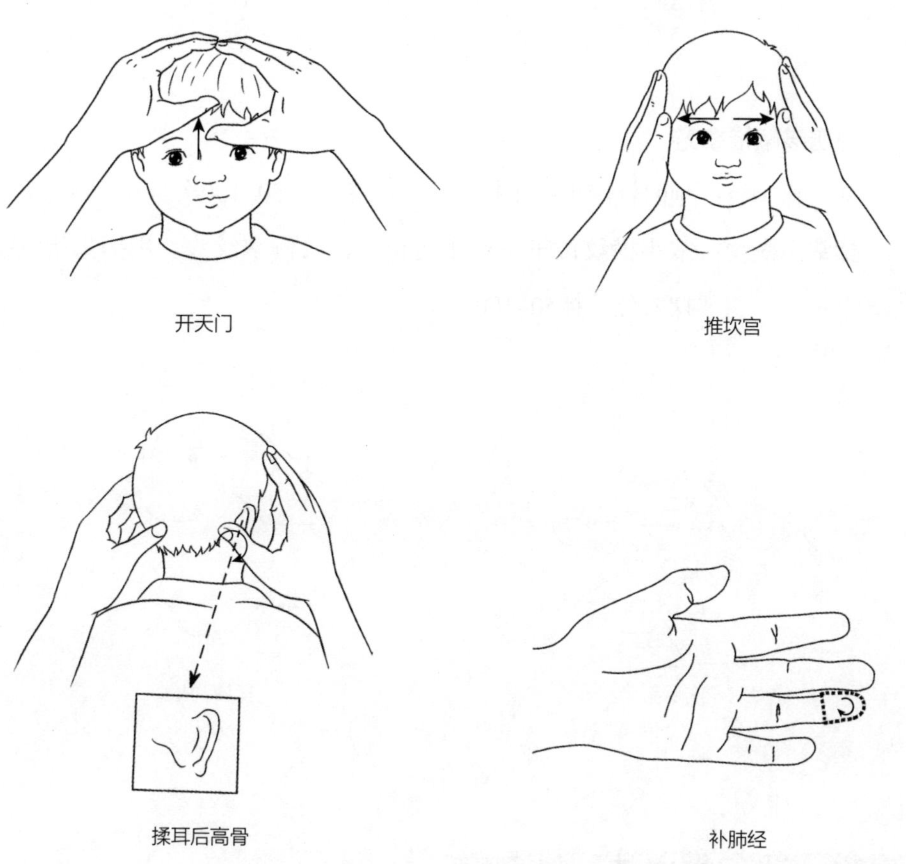

开天门

推坎宫

揉耳后高骨

补肺经

清 肺 经：顺着孩子无名指指面从指根推向指尖，推50~100次。

清天河水：天河水位于前臂正中，自总筋至肘成一条直线。一手持孩子的手，另一手食中二指指面自腕横纹推向肘横纹，推100~500次。

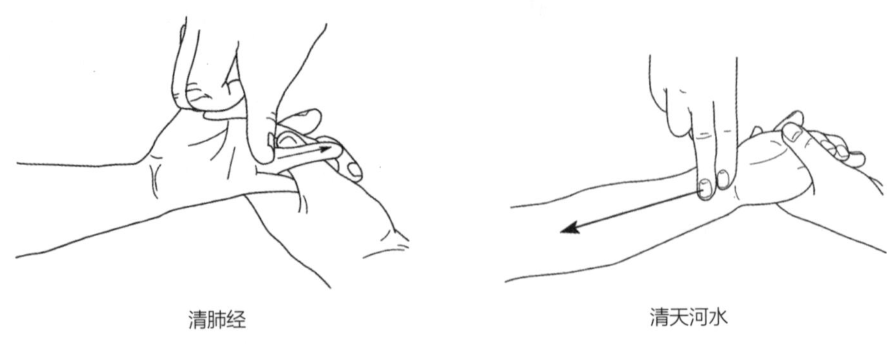
清肺经　　清天河水

内伤咳嗽推拿方

补　脾　经：顺时针旋推孩子拇指末节指腹，推50~100次。

揉掌小横纹：掌小横纹位于掌面小指根下，尺侧掌纹头。用拇指指端按揉穴位，揉50~100下。

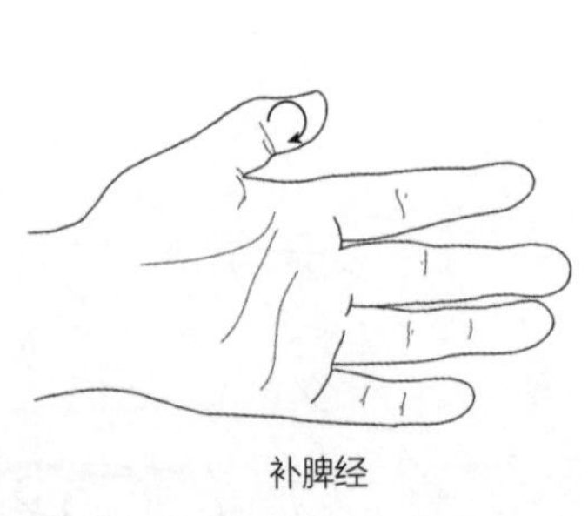
补脾经

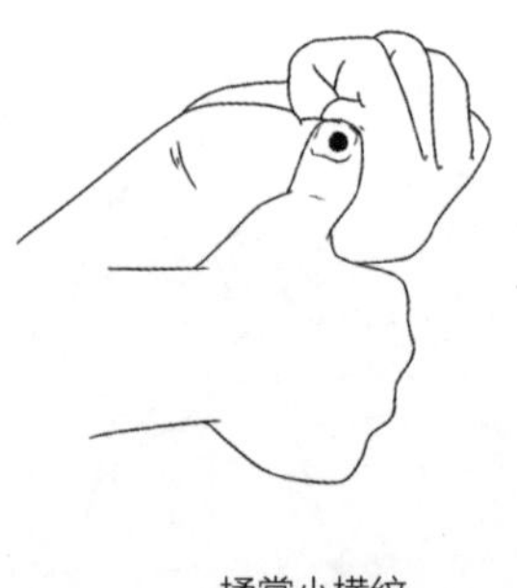
揉掌小横纹

鼻炎　消积去内热，防风寒

鼻炎最初是感受风寒所致，也就是外感引起的流鼻涕、打喷嚏，这个时候是邪气和正气在斗争，打喷嚏、流鼻涕都是排邪气的一种反应。感冒痊愈后，鼻炎症状也会消失。但是如果又遭遇积食、内热，再遇风邪，又会出现鼻塞、流清鼻涕等症状长此以往，就成了慢性鼻炎。

感受外邪、积食内热是造成鼻炎的主要原因

鼻为五官中一个非常重要的清窍之一，为肺之窍。鼻司呼吸、嗅气味，与肺、脾胃、肝胆、肾、心关系密切，如《灵枢·脉度》曰：“肺气通于鼻，肺和则鼻能知香臭矣。”也就是说鼻子的问题其实就是肺的问题，只要肺气固、肺气和，不伤风感冒，鼻子也就不会出什么问题。

《黄帝内经》认为，九窍不和都与脾胃有关，皆脾胃之所生，尤其是面上孔窍的问题，比如眼睛、耳朵、鼻子、嘴的问题，都和脾胃有关。

可能会有家长问了，鼻炎怎么也和脾胃有关系呢？

这要从脾胃的运行和气机升降说起。中医讲五脏分布在不同的位置，其中的气机是在旋转的，脾胃是中央枢纽，肝气从左边往上升，胆气从右边向下降，脾气随肝气上升，而胃气随胆气下降。如果因为饮食中焦淤堵，导致脾气不升、胃气不降、肺气不能往下走，这时火就堵在上焦。孩子就会上热下寒，外邪一来，稍微一着凉，上面立刻就会生火，导致鼻炎、咽喉肿痛等 。

如果孩子平时吃太多导致积食，积食生内热，内热感外寒，造成脾胃升降失常，就会导致鼻腔出问题。所以建议家长，孩子感冒过后，一定要把孩子身体内的邪气彻底去除干净。

很多家长一看孩子烧一退，就不给孩子吃药了，其实孩子体内的邪气还没有完全排出去，有的孩子虽然鼻塞、流清鼻涕这些症状消失了，但是说话还有鼻音，或是睡觉打鼾，闻不到味道，这就是鼻腔里面还有炎症、还有堵塞，气血还壅滞在那里。这个时候，家长如果不继续清理，留下隐患就会造成孩子得慢性鼻炎。孩子长时间闻不到味道，从而食欲降低，吃得越来越少。长期如此就会造成体重不增、生长发育迟缓、智力发育障碍、记忆力差、学习成绩差等后果。

建议家长，孩子感冒好了以后再坚持给孩子吃两三天药，把邪气彻底清除掉，再配合穴位推拿巩固效果，以免孩子患上慢性鼻炎。

预防鼻炎，夏季不要吃太多冷饮

要想把鼻炎治好，必须同时把孩子的脾胃功能也调理好。中医讲“胃喜温恶寒”，很多孩子到了夏天，天天喝冷饮、吃冰激凌，使鼻炎在夏季的发病率也逐渐高了起来。孩子喜食生冷，导致原本发育不全的消化功能受到抑制，进而引起积食。而“食积易致外感”，也就是说，积食易使体内积热，从而引起感冒、发烧等，进一步引发鼻炎、鼻窦炎。脾胃功能较差的儿童容易反复积食，也会导致反复外感，这也是很多孩子鼻炎长期反复发作的重要原因。

调理慢性鼻炎的“桔梗元参汤”

如果孩子的鼻炎是慢性的，不是感冒引起的鼻塞，而是长期鼻塞、打喷嚏、流清鼻涕，可以用清代名医黄元御在《四圣心源》中治疗鼻炎的方子“桔梗元参汤”。

这是一个迅速缓解鼻炎的方子，它的主要作用在于升降脾胃之气。

黄元御是一代名医，他做过乾隆的御医，当年曾随乾隆下江南。黄元御在中医里面独树一帜，创造了圆运动理论。他认为人体气息是有升有降的，所以他在治病的时候，都要先调理人体的气机升降。在这个方子中，桔梗是往上走的、排毒的，元参是清凉滋润、利咽排毒的，陈皮是宣肺、散寒的，半夏是降胃气的，茯苓是去湿气、升脾的，甘草是调补脾胃、坐镇中焦的，生姜是散寒、升阳气的。很简单的几味药，服用后能够调理脾胃之气，目的是让人的脾胃运转起来，脾胃运转起来以后，阳气升了，体内的邪气就被顶出来了。

为什么孩子鼻炎重，经常流清鼻涕、打喷嚏？这是因为正气和邪气总是在鼻腔较量，正气不足，不能把邪气顶出去。当脾胃的气机运转起来，正气足了，就能够把邪气顶出去，孩子就没事儿了。

总之，把孩子脾胃调理好以后，他的鼻炎也会慢慢好起来，鼻炎的根源在于脾胃正气不足，脾胃功能不能正常运转，脾胃正气足了，阳气一升发，邪气被顶出去了，鼻炎就好了。

桔梗元参汤

材料 桔梗、元参、杏仁、橘皮、半夏、茯苓、甘草、生姜各3克。

做法 这是五六岁孩子的用量，十几岁的孩子可以每味药各6克。3岁以下的孩子，尽量到医院就诊后开方子。将以上药材洗净，加水煎煮，用300毫升水熬成150毫升即可。

功效 辅治鼻塞、流清涕、鼻炎。

方子里的药材除了半夏，基本都是药食同源之品，比较平和。可以到中药店购买，一般三副见效。如果三副没有见效，则不必再喝了。如果见效了，喝五副就差不多了。一天喝一副，连续喝5天。成人也可以用这个方子调理鼻炎，各用9克，连着喝5天。

治鼻炎推拿方

清肺经

定位：肺经在孩子无名指末节指腹。

操作：用指腹从孩子无名指指根推向指尖，推200次。

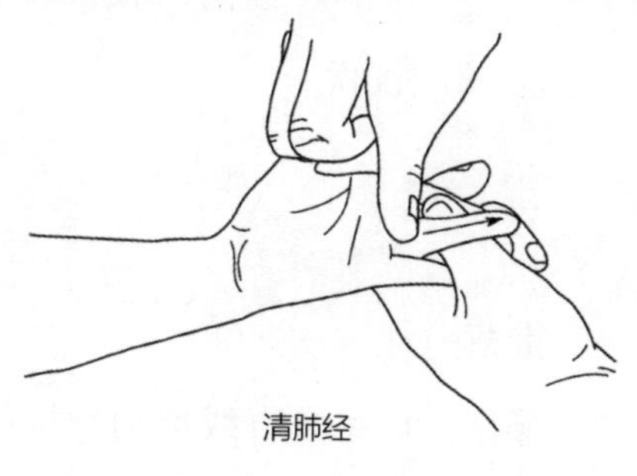
清肺经

清天河水

定位：天河水在前臂掌侧正中，从腕横纹到肘横纹之间的连线。

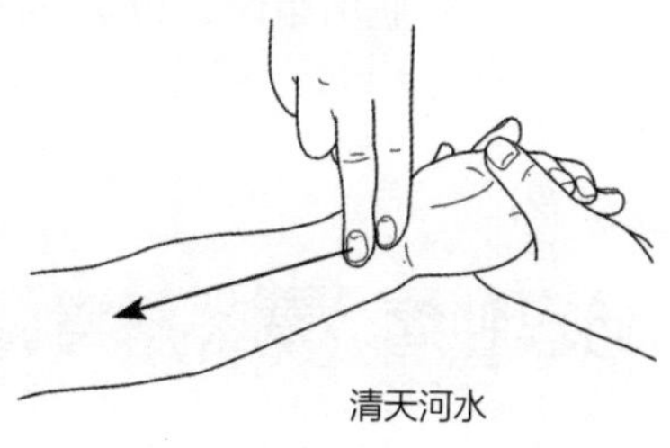
清天河水

操作：用食指和中指指面推穴位，从腕横纹推向肘横纹，推100~500次。

揉曲池

定位：曲池在肘窝桡侧横纹头至肱骨外上髁中点。

操作：用拇指指端揉穴位，揉50~100次。

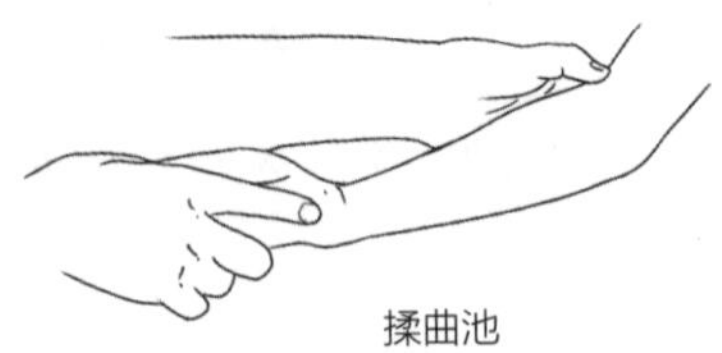
揉曲池

推三关

定位：三关在前臂靠拇指一侧，从腕横纹到肘横纹之间的连线。

操作：用食指和中指指腹推穴位，从腕横纹推向肘横纹，推100~300次。

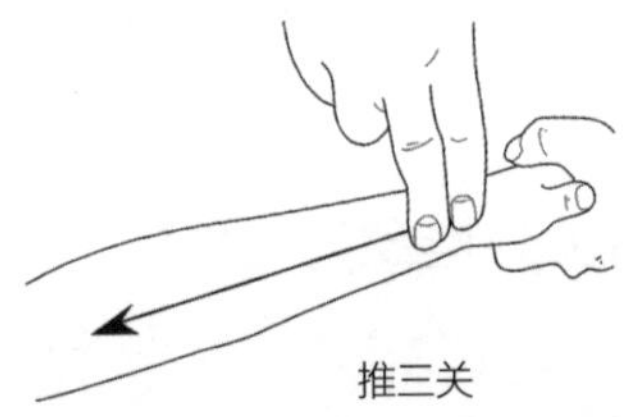
推三关

推背

操作：以手掌直线推动脊椎两侧的肌肉组织，以透热为度。

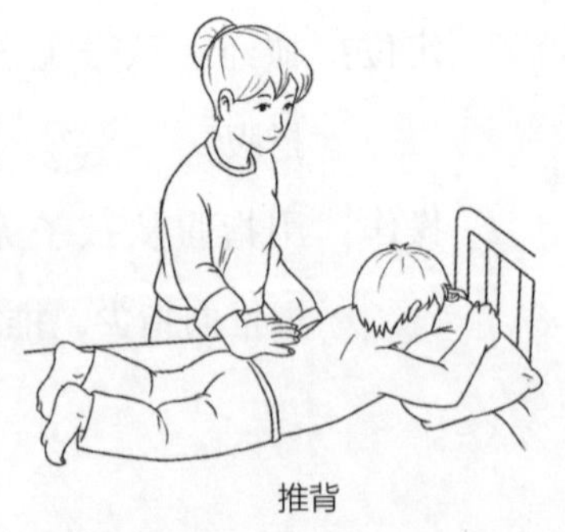
推背

咽喉肿痛　清热解毒，泻脾热

中医认为咽喉是肺胃之门户，小孩是稚阴稚阳的体质，抗邪能力弱，不知冷暖，容易被外邪侵犯；小孩吃东西不知节制，容易损伤脾胃，导致脾胃积热。肺胃热盛、火热上攻，所以引起咽喉肿痛。

咽喉肿痛，化积食，清肺胃

一般在感冒比较严重的阶段，小孩会嗓子痛，这表明热毒已经聚集在咽喉部了。严格来说，咽和喉是两个部位，它们的疼痛略有不同。简单来说，咽的位置偏后，喉的位置靠前。如果孩子喉结部位痛，吞咽口水时尤其痛，此时多为急症。一般是受风后，寒邪入里化热造成的。最大的特点就是发展快，刚开始觉得痛，很快就严重了，甚至感觉吞咽困难，吃不了东西，说不了话。

针对这种情况，中医喉科泰斗耿鉴庭老先生提出了一个方子，叫丹栀射郁汤，用的是散火去毒的思路。方子里有牡丹皮、栀子、射干、郁金、赤茯苓、枇杷叶、甘草。大人的话，一般各药材用9克左右，孩子用量酌减（一般五六岁的孩子用到6克即可）。

积食引起的咽痛就吃大山楂丸

有时候孩子吃多了肉食，造成积食，从而引起咽痛等症状，这个时候给孩子吃一个或半个大山楂丸就能马上消食了。也可以煮点焦山楂水给孩子喝，一般来说，3岁以下的孩子用3克焦山楂，3岁以上的用6克。五六岁及以上积食严重的孩子，可以用到9克，但一般情况下用6克就可以了。

焦山楂消肉食效果特别明显，如果孩子吃多了肉食，舌苔变厚，嘴里有苦味，肚子发胀，不想吃东西，这个时候就可以用焦山楂煮水帮助孩子化食。一般吃两三天就可以消除积食症状，症状消失就不要再吃了。大山楂丸也一样，不能经常吃。

有家长说：“那我直接给孩子吃生山楂不是一样吗？还省事儿。”生山楂的确有化瘀的作用，消肉食的效果也非常好，但是对孩子来说力道有些猛。最好是中药店买的焦山楂，效果比较好，药性比较平和。但是家长也不要自己炒制山楂，一定要去中药店购买。

还有一点必须提醒各位家长，不能每次孩子积食了都给他喝焦山楂水，不能依赖药物来帮助孩子消化，如果经常借助外力来调理孩子脾胃，孩子自己的脾胃功能就会慢慢退化。焦山楂只能偶尔用用，而且是在肉食吃得特别多的情况下用。

治咽喉肿痛推拿方

清胃经

定位：胃经在拇指掌面的第一指节。

操作：由指根推向指尖为清胃经，推200次。脾主升，胃主降，胃经用清法则气下降。

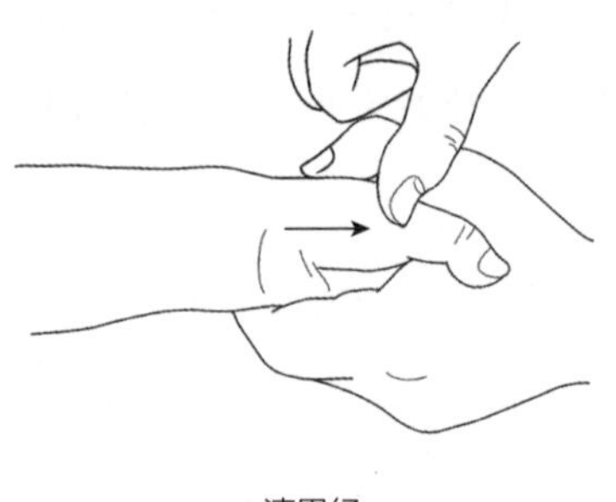

清胃经

推肺经

定位：肺经在无名指末节指腹。

操作：顺时针旋推无名指末节指腹为补肺经，从指根推向指尖为清肺经。补肺经、清肺经各200次。

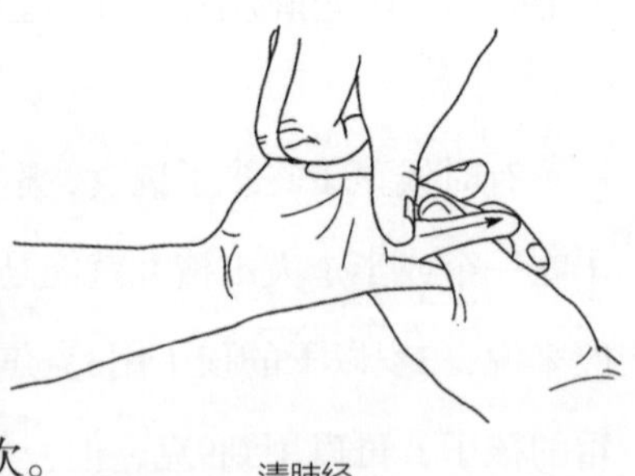

清肺经

口疮 祛除内热，引火下行

孩子不好好吃饭，说嘴痛，张嘴一看口腔黏膜、舌、唇、牙龈、上腭等处发生溃疡，这就是中医所说的口疮。口疮发生于口唇两侧者，形如小燕，称燕口疮；满口糜烂，红色作痛者，又称口糜。

心脾积热，虚火上炎导致口疮

我经常对家长们说，内热是百病之源。大多数的小儿疾病都与内热有关。内热是很多常见病的根源，尤其疾病反复发作，多是内热引起的。风热乘脾者是因外感风热，外袭于肌表，内乘于脾胃，风热毒邪侵袭，引动脾胃内热，上攻于口，所以导致口疮。

口疮是由于孩子心脾积热，虚火上炎所致。主要病变在于心脾，虚证常涉及肾。孩子生了口疮，我们一般说是“上火了”。这个理解没错，但在给孩子治疗的时候，还是要分清是虚火还是实火。不要一看孩子长口疮，马上给孩子吃败火的凉药。

实火口疮一般表现为发病急，病程短，伴有发热、口渴，有的还伴有便秘症状，多以脾胃内热为主；虚火口疮表现为病程缓、长，易反复，颧红、舌尖红，多以心火为主。

清淡饮食，引火下行

对于患口疮的孩子，饮食上要注意以下事项：

首先，饮食应清淡，温度要适宜，不宜过热，以免刺激溃疡面。对于拒食的孩子，可以吃一些温凉的稀粥、面片汤等，容易进食，也好消化。不要吃太多肉食，更不要吃辛辣、刺激、油炸、烧烤食物，以免加重上火症状。

其次，多吃富含锌和维生素B_2的食物，能促进溃疡面愈合。含锌丰富的食物有牡蛎、花生、核桃等，富含维生素B_2的食物有猪肝、蘑菇、黄豆、糙米等。

再次，多吃新鲜蔬菜、水果，能清热生津，可适当吃些白萝卜、白菜、藕、冬瓜、梨、西瓜、甘蔗等。用白萝卜、藕、冬瓜等煮成汤水给孩子喝，一来可通过排尿引火下行，二来可以减轻口疮症状。

孩子长口疮，喝点萝卜莲藕汁

白萝卜是一种常见的蔬菜，生食熟食均可。现代研究认为，白萝卜含芥子油、淀粉酶和膳食纤维，具有促进消化、增强食欲、加快胃肠蠕动和止咳化痰的作用。莲藕的药用功效十分可观，相传南宋孝宗曾患痢疾，就是用鲜藕汁以热酒冲服治好的。李时珍在《本草纲目》中称藕为“灵根”，味甘，性寒，无毒，视为祛瘀生津之佳品。莲藕生食能清热润肺，凉血行瘀。

鲜榨萝卜莲藕汁

材料 白萝卜2个，莲藕1节。

做法 将白萝卜、莲藕洗净，切小块，放入榨汁机中榨汁。代茶饮或含漱，连用3~4天。

功效 清热泻火，生津止渴，适用于脾胃内热的实火口疮。

治口疮推拿方

孩子若是得了口疮，会因为疼痛哭闹不止，或影响进食。不少父母在给其服用了清热解毒的药物后发现，有时收效甚微，这是因为口疮有实火和虚火之分。虚火引起的溃疡应该以滋阴为主，而不能只是清热。虚实难辨时，不妨试试小儿推拿，往往能收到很好的治疗效果。

揉内劳宫

定位：在掌心中央，握拳屈指时中指尖处。

操作：用拇指指腹在内劳宫顺时针旋转揉动100~300次。

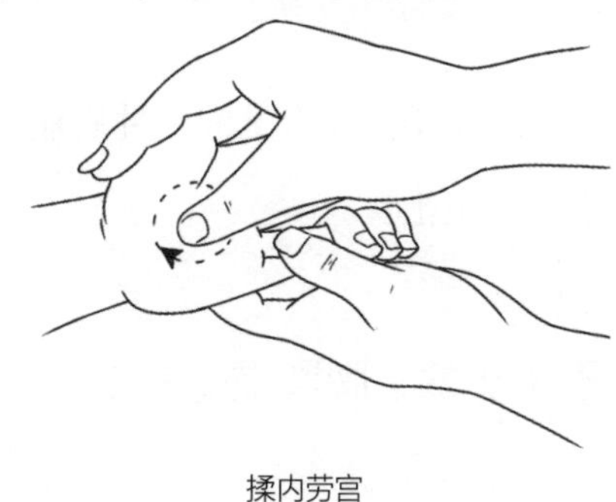

揉内劳宫

揉掌小横纹

定位：掌面小指根下，尺侧掌纹头。

操作：用拇指按揉掌小横纹100~300次。

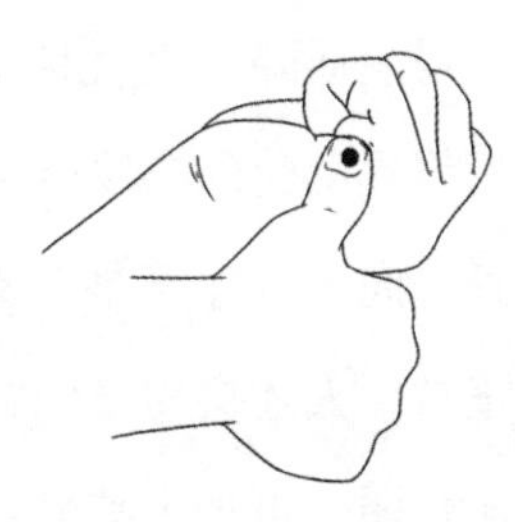

揉掌小横纹

推六腑

定位：前臂尺侧，自肘关节至腕横纹成一条直线。

操作：用拇指或食中二指指腹自肘横纹推向腕横纹，推100~300次。

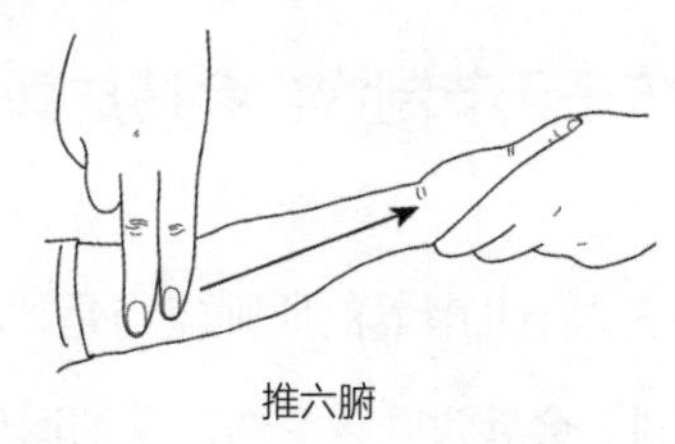

推六腑

清心经

定位：中指指面。

操作：用拇指从中指指根推向指尖，推100~300次。

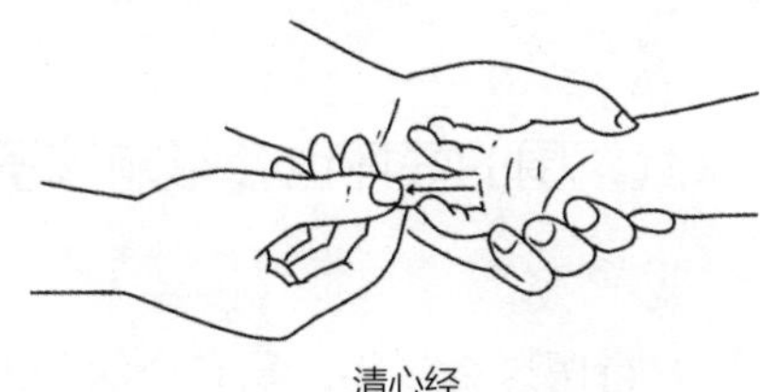

清心经

厌食 开胃和胃，运脾气

厌食是小孩常见的一种病症，主要表现是较长时间胃口不好，食量明显减少，甚至拒食。

孩子厌食，脾胃虚弱是主因

中医认为，孩子厌食的病变在脾胃，是脾胃不和、功能失常导致的。前面我们说过，胃主通降，也就是说胃气只有下降才是正常的，而脾却恰恰相反，脾主要负责将胃消化的食物转化为人体能用的精气，这个精气是需要升扬的，所以脾气只有向上升才算是正常的。脾胃一升一降，协调运作，人体的消化、吸收功能正常，人才会想吃饭，吃了饭才能消化吸收。小儿脾常不足，消化吸收功能也比较弱，再加上喂养不当、饮食不规律、压力大等原因，脾胃不能好好合作了，食欲也就受到了影响，不及时调治，就会发展成厌食症，更严重的还会导致疳证。

孩子无节制饮食会造成脾胃受伤

小儿喂养的原则应当是“乳贵有时，食贵有节”。如果饮食没有规律、没有节制，会导致脾胃受伤，受纳运化功能减弱，从而出现厌食。孩子自控能力差，如果家长纵容孩子在两餐间随意吃糖果、巧克力、点心、炸薯片等零食，或者其他肥甘厚腻、不易消化的食物，使脾胃不能很好消化而积滞，就有可能产生厌食。

家庭氛围的好坏也会影响孩子进食

行医这么多年，我有个深刻的感受就是家庭氛围对孩子健康的影响非常重要。对小儿厌食来说，精神、心理等因素也是一个不可忽视的重要原因。有的孩子从饮食方面、身体方面看不出什么问题，很多时候是父母关系、家庭氛围造成孩子厌食甚至抑郁。消化和进食问题跟压力有关系，这一点不仅是中医的观点，西医也是这么看的。西医认为我们的胃肠道是承受情绪和心理压力最重要的靶器官。当环境压力、身心压力大的时候，就容易有反应。

一般来说，家庭气氛不和、家庭暴力、家中变故、家长对孩子过于严苛或者漠不关心、孩子进食时受到责骂等，都可能影响孩子大脑的进食中枢，导致神经性厌食。另外，稍大一些的孩子，还可能会因学习紧张、压力大而产生焦虑、压抑等负面情绪，影响脾胃运化，导致食欲下降，出现厌食。

鸡内金散治厌食最有效

鸡内金是指家鸡的砂囊内壁，系消化器官，用于研磨食物。在杀鸡的时候把鸡的砂囊取出来，而砂囊上面那一层黄色的薄膜就是鸡内金，剥下来之后洗干净就可以直接入药。该品为传统中药之一，用于消化不良效果特别显著，故而以“金”命名。中医有“以脏补脏”之说，我们知道鸡的消化能力是非常强的，《医学衷中参西录》载有“鸡内金，鸡之脾胃也。中有瓷石、铜、铁皆能消化，其善化瘀积可知……”，鸡内金具有消食、助消化的作用。

关于鸡内金有这样一个小故事。张锡纯是近代中医大家，他曾创办了我国第一所中医医院，为后世培养了不少中医人才。有一天一位患者来找张锡纯，说自己胃里仿佛有硬物堵塞，已经持续了好几年，吃什么东西都没胃口。即便硬往下咽，食物也像堵在胃里下不去一样。张锡纯经过诊断，认为这是胃中有积、胃气难以下行造成的，于是开了一个十分简单的方子。

之所以简单，是因为它只有两味药，鸡内金和生酒曲，水煎服。患者疑惑地说：“大夫，我知道您医术高明，可我这是多年不愈的疑难病，这么少的药能起作用吗?”

张锡纯摆摆手说：“没问题，信我的准没错!”果然，这位患者服用了一段时间，胃部的硬物消失了，脾胃消化功能也正常了。

鸡内金是一味可消食健脾胃的中药，张锡纯把它应用得出神入化。除了这一案例外，张锡纯在他的著作中还引述了很多利用鸡内金消除积滞的例子。

积滞、厌食现象在孩子中是很常见的。当孩子厌食，吃多了不消化、腹胀时，给孩子冲服鸡内金散，效果非常显著。鸡内金散就是用鸡内金数个，焙干后研成极细末，用温水冲服。每日3次，每次1克。

此外，还有一个方子，大家也可以学习一下。

鸡内金饼：用生芡实6克，生鸡内金3克，面粉500克，白糖适量，诸药研细末，和面为饼烤熟，随意食之。

厌食对症食疗方

健脾开胃羹

材料　炒麦芽、炒谷芽、焦山楂、红糖各10克，莲子15克，山药20克。

做法　将炒麦芽、炒谷芽、焦山楂研成细末。莲子、山药煮熟，调入上述细末及红糖，继续用小火熬至羹成稠糊状即可。

功效　健胃消食，开胃。

麦芽山楂饮

材料　炒麦芽、红糖各10克，焦山楂6克。

做法　将炒麦芽、焦山楂共入锅中，加水煎取汁，加入红糖调味。分2次服用。

功效　健脾开胃，化滞消食。

莲藕二米粥

材料 老藕150克，大米、小米各50克，白糖适量。

做法 将藕洗净，切薄片，与淘洗净的大米、小米一同放入砂锅内，加适量清水，大火煮沸后改小火继续煮至粥熟汤稠，加白糖调味即可。

功效 益气健脾，和中开胃，涩肠止泻。

治疗孩子厌食，捏脊有奇效

小儿厌食从中医角度来讲就是脾的问题，因为只有脾气健旺了，食欲才好。前面我们已经说过，胃负责食物的接纳和初步的消化，随后的消化都是脾的任务。所以孩子厌食的时候调节脾功能是最重要、最基本的。这个时候只要每天给孩子捏脊就可以了，每天一次，坚持下去。

俗话说，“冰冻三尺非一日之寒”，所以在改善孩子食欲的时候，也不能操之过急。捏脊本来就可以很好地改善孩子的脾胃功能，而且见效挺快。但是捏脊的次数不能太多，每天一次就够了。很多家长有个认识误区，认为既然效果好就每天多做几次，其实这样做并不好，本来捏脊是为了激发脾的功能，做多了刺激量太大，就会起反作用。本来脾虚的孩子体质就弱，刺激太强的话，对孩子反倒会造成伤害。

小儿至宝丸：服药年龄有讲究

小儿至宝丸被不少家长认为是孩子的防病之宝，有事没事总要定期给孩子吃上一两丸。

至宝丸有健脾消食、清热解表、祛痰熄风之效，对婴幼儿的风寒感冒、消化不良引起的发热怕冷、鼻塞流涕、咳嗽多痰、恶心呕吐、不思饮食、烦躁不安、大便酸臭等症有良好的效果。以1岁以内的婴儿服用最为适宜，而且用药时间不要超过3天，如果不见好转，应请医生治疗。

便秘 消食导滞，清热利湿

小儿便秘是指大便干燥、坚硬、秘结不通、排便时间间隔久，或虽有便意但排不出。孩子便秘，很多家长都认为孩子可能是上火了，要吃清火药。其实，便秘的根本原因在于脾胃。

胃肠积热是孩子便秘的重要原因

在中医里，热就是火，胃肠积热说白了就是孩子的胃肠里有火了。火是从哪儿来的呢？主要是不健康的生活方式和不当的饮食结构造成的。如果孩子生活没有规律，中午不睡觉，晚上十一二点还在玩儿，那肯定要上火了。还有就是孩子喝水太少，吃得过于精细，不爱吃蔬菜，喜欢吃肉、吃甜腻或油炸食物。孩子脾胃本来就弱，吃下去的食物无法及时消化，积存在胃里就会发酵化热，造成胃火。胃与肠相连，胃火向下传到大肠，大肠也有火了，火热会灼伤大肠内的津液，大便就会变得很干燥、很硬，不容易排出而导致便秘。

孩子脾虚也可导致便秘

脾主肌肉，肠道的蠕动也要靠肠道肌肉的力量，但孩子天生脾胃虚弱，如果家长不注意养护孩子的脾胃，孩子的脾胃功能会更差，这样一来，大肠的传导功能失常，食物残渣等就会停滞在大肠内，从而形成便秘。这类便秘属于虚证便秘，它和实证便秘不同，粪质并不干硬，孩子也有便意，但就是排不出来。

气虚便秘不能用泻法，而是要补，气足了，才有动力把大便从肠道推出来。建议家长给孩子吃些具有补气、健脾、润肠作用的食物，如黑芝麻、薏米、红薯、菠菜等。

因积食引起的便秘可服用保和丸

积食便秘的孩子除了大便秘结、排便困难外，还会感觉腹胀，家长用手敲一敲孩子的肚子，就像敲小鼓一样咚咚响，孩子不想吃饭，甚至还恶心呕吐。孩子有这种症状说明是积食导致的便秘，治疗时应该消食导滞、清热利湿，给孩子吃点保和丸就可以了。

保和丸是一种很便宜的消食导滞药，兼有清热作用。适合饮食过度或消化功能不好造成的积食、便秘等。

治便秘推拿方

按压天枢

定位：天枢穴位于孩子中腹部，肚脐2寸处，左右各一穴。孩子食指、中指、无名指三指并拢，将食指贴于肚脐，无名指所在的位置就是天枢穴。

操作：孩子取仰卧位，用食指和中指垂直向下按压孩子两侧的天枢穴，按1分钟后放松，然后再按，反复按压5~10分钟。

功效：疏调大肠，理气消滞。

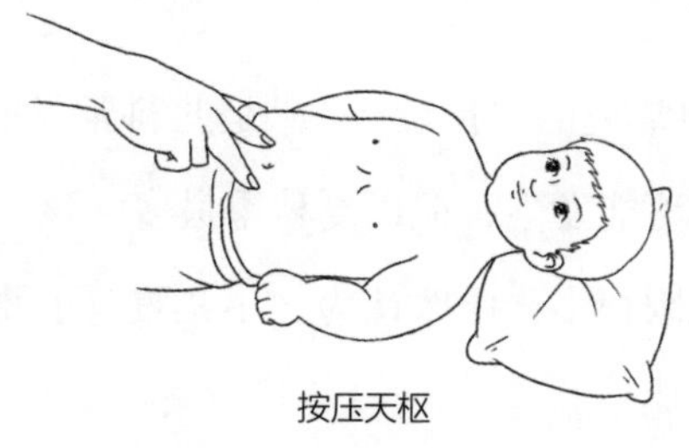

按压天枢

揉神阙

定位：肚脐正中。

操作：孩子取仰卧位，家长用四指掌面或掌根揉肚脐，为揉神阙。还有一个很见效的手法是，用大拇指和食中二指抓住肚脐抖揉，叫抖脐，能够治疗孩子腹胀、腹痛、食积等症状。揉神阙这个手法一般应在饭后进行，最好是每天睡前进行。揉神阙之前也不要喝水。

功效：理气止痛，消积通便，止泻。

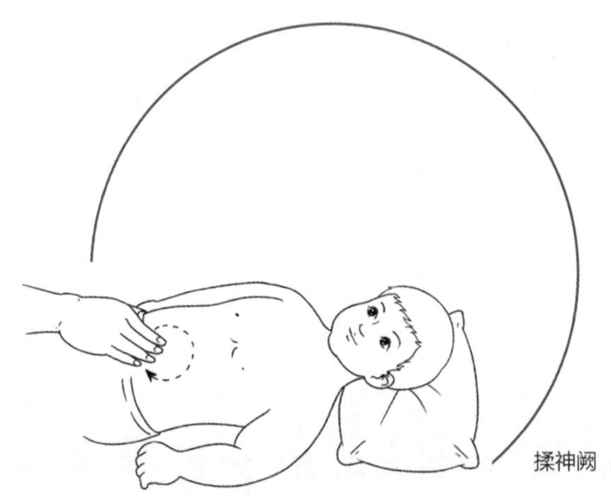

揉神阙

腹泻 运脾除湿，清湿热

伤食、脾胃虚弱是腹泻的主因

腹泻，也就是我们常说的“拉肚子”，是儿科常见病。好发于6个月~2岁的婴幼儿，一年四季都可能发生，但以夏秋季最多。孩子为什么容易腹泻呢？

导致小儿腹泻的原因很多，中医认为，小儿腹泻主要是由伤食、感受外邪或脾胃虚弱所致。

《素问·痹论》说："饮食自倍，脾胃乃伤。"吃太多对成人脾胃伤害都很大，更何况是脏腑娇嫩的小儿。小儿脾胃功能发育还不够完善，如果家长不懂得科学喂养，或饮食稍有改变，比如，对添加的辅食不适应，短时间添加的种类太多或一次喂得太多，突然断奶；或是饮食不当，如吃了不易消化的蛋白质食物，或过食生冷寒凉的食物等，都会使脾胃受到一定程度的损伤，进而影响脾胃运化水湿的能力，导致脾胃无法腐熟水谷，没有消化完的水谷一股脑地涌入大肠，从而引发腹泻。

感受外邪易腹泻

小儿脏腑极为娇嫩，气血也不够充实，所以难以适应四季寒暑温凉的变化，尤其是季节交替之际，气温变化大且没有规律，孩子容易受此影响而引起消化功能紊乱。另外，孩子因抵抗力较差，很容易发生呼吸道感染，在患感冒、肺炎、中耳炎时，也可能引起腹泻。

辨症分型，看看孩子是哪一种腹泻

中医把腹泻分为风寒型、脾肾阳虚型、伤乳伤食型。

1 风寒型

风寒型的孩子是由于感受风寒引起腹泻，大便稀、泡沫状、色淡、无明显臭味，面色苍白。孩子的小肚子有"咕咕"的肠鸣。

2 脾肾阳虚型

脾肾阳虚型的孩子都是腹泻很长时间，而且很难止住腹泻，或腹泻反复发作，大便次数多，大便有奶瓣及不消化的食物残渣，面色苍白，身体消瘦，手心和脚心发凉，吃东西没胃口。

3 伤乳伤食型

伤乳伤食型的孩子都是大便量多且有酸臭味，或者像蛋花汤样，肚腹胀痛，不想吃东西，腹泻的时候哭闹不停，泻完后腹痛减轻。

孩子腹泻给他吃益脾饼

前面我们讲过鸡内金的故事，关于鸡内金，张锡纯还给我们提供了一个辅助治疗腹泻的方子。如果脾胃湿寒重，孩子经常拉稀，而且粪便不成形，可以用益脾饼。

益脾饼

材料 红枣500克，鸡内金、干姜粉各60克，生白术120克。

做法 红枣煮熟去皮、核，取枣肉250克；将鸡内金、白术洗净，以小火焙干，研成细末，加入干姜粉和红枣，捣成泥，制成小饼，放入烤箱内烘烤。取出凉凉，放入保鲜袋中常温保存。

功效 红枣味甘，能温补脾胃，益气养血；鸡内金干涩性平，能健胃消食；白术补脾益气，燥湿利水。脾胃虚弱、经常腹泻的孩子平时经常吃一些益脾饼，具有补脾温中、健胃消食的功用。

补阳气，健脾胃

临床上经常遇到腹泻的孩子，通常都是2岁以下的孩子，这个病的病程常常迁延日久，直接影响孩子的生长发育，给年轻的父母造成很大困扰。

很多孩子并不是由于感染造成的，而是由于先天体质差引起的，所以临床治疗很难取得效果。腹泻的孩子一到医院，医生第一件事就是用抗生素，但往往效果不好，病情逐渐加重，或者暂时好了，但没过几天又开始拉肚子。看到这些孩子面黄肌瘦，孩子的父母四处求医问药，我真的十分痛心。

其实，只要我们了解腹泻的根本原因，掌握一些中医治疗手法，在家里就能把孩子的病情控制住。治疗小儿腹泻，利用艾条熏灸的方法非常有效，艾灸的目的在于补充阳气，增强孩子的正气，进而抵抗腹泻。

艾灸神阙，温补脾阳疗效好

艾灸神阙穴，温补脾阳，能提高身体抵抗力。神阙穴在肚脐，是经络的总枢。神阙就好比一棵大树的根，胎儿时期就是靠这个根来吸取营养，这个根连通十二经脉，无处不到。艾灸这个穴位可以温阳散寒，健脾和胃，补益气血，消食导滞。从西医的角度分析，肚脐组织薄，有丰富的血管网，对药物及灸疗的敏感度高，易于穿透，有利于吸收。具体做法是：在肚脐眼上覆盖纱布，艾柱距肚脐一个拳头高左右，每次灸15~20分钟，每天2次，3天为一疗程。

脾肾阳虚型的孩子可以加灸双侧足三里、脾腧、肾腧。

脾腧穴在背部，第11胸椎旁开约二指宽。很多家长觉得脾腧穴位置不好找，现在就来教你如何定位脾腧穴。沿着最下方的肋骨向胸椎摸过去的地方就是12胸椎，再上1个胸椎就是11胸椎。肾腧穴在第2腰椎棘突旁开约二指宽。在熏灸部位加盖两层纱布，同时点燃艾柱一端，距穴位处约一拳高来灸，每次灸10~15分钟。

伤乳伤食的孩子可在灸神阙的基础上，加灸中脘、天枢和足三里。

中脘穴在前正中线上，脐上4寸，就是腹部前正中线上，胸骨最下缘和肚脐连线的中点。

天枢穴位于孩子中腹部，肚脐2寸处，左右各一穴。孩子食指、中指、无名指三指并拢，将食指贴于肚脐，无名指所在的位置就是天枢穴。

足三里穴位于小腿前外侧，外膝眼下四横指处。

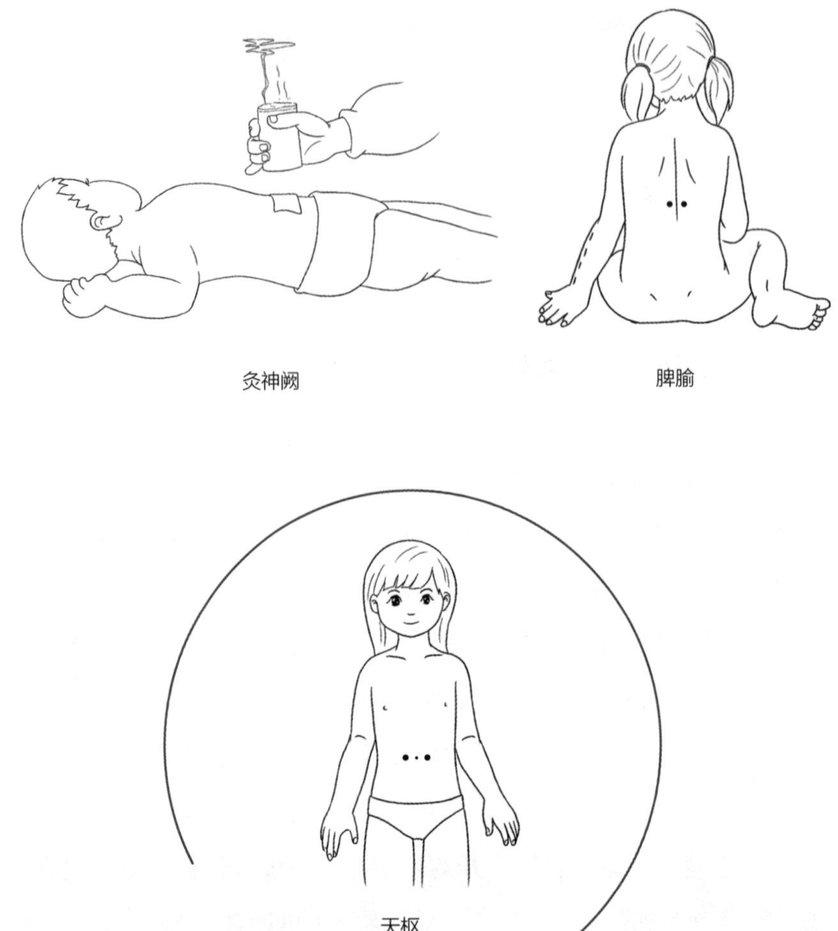

灸神阙　　脾腧

天枢

艾条熏灸治疗小儿腹泻使用方便，费用低，无痛苦，建议家长们掌握这种手法。

很多家长担心艾灸治疗孩子会不配合，孩子皮肤娇嫩，也容易烫伤，所以艾灸时一定要注意观察皮肤反应，不时用手摸摸烫感情况。最好等孩子入睡后再操作。根据所灸穴位取不同卧位，如灸神阙和足三里最好取仰卧位，灸脾腧、肾腧、龟尾取俯卧位或侧卧位。要注意只曝露艾灸穴位，以防受凉。

肥胖 清热除湿，揉带脉

脾虚的孩子易肥胖

除了遗传因素之外，脾虚不但会导致孩子生长迟缓、瘦小，还会引发孩子肥胖。我在前面说过，喂养不当易造成孩子脾虚。这是因为，我们现在给孩子吃了太多高营养的东西，很多是他们不需要的，脾无力运化，该排出体外的排不出去，该代谢的代谢不掉，而胃里又不断增加东西，最后造成营养全都堆积在脾胃了，脾积住了、堵住了，使痰湿过盛造成脾虚，继而引起小儿肥胖。

肥胖有两种，一种是脂肪细胞的数量增加，一种是体积增加。如果小时候瘦，长大了胖，小时候形成脂肪细胞数量就这么多，长大以后每个细胞在膨胀，那么这种肥胖是可以减的，因为脂肪细胞数量不多。如果小时候肥胖，整个脂肪细胞的数量多了，长大以后细胞会膨胀，变得越来越胖，这种情况就很难减下去了。而且年龄大了以后，患高脂血症、高血压、糖尿病的概率也非常大。所以，小儿肥胖的危害很大。

家长一定要记住，千万要让孩子保持合理的饮食，避免引起孩子肥胖。肥胖对孩子来说，是一个致命的打击，且调理起来很困难。

形成健康的家庭饮食习惯

很多时候我们看到一家三口都是一个体形，胖的都胖，瘦的都瘦。还有，很多时候一个家庭里有几个成员得相同的病，这都与家庭饮食习惯有很大关系。所以，形成健康的家庭饮食习惯对孩子非常重要，这也关系到孩子长大后的饮食习惯以及健康状况。

有的家庭每天大鱼大肉，高油、高盐，很少吃蔬菜、水果，吃饭的时候喝很多饮料，平时也很少喝白开水，父母的身材都很胖，而且身体各种指标都不达标，高血压、糖尿病、高脂血症等都齐了，这是因为他们摄取的营养太高、太多，都是体内不需要的，身体需要的营养又太少了。这种家庭的孩子一般也都是小儿肥胖患者。他们从小进食高营养饮食，家长以为孩子吃得越多身体越好，看着孩子能吃，家长心花怒放。可是等孩子到了小学高年级、上了初中以后，意识到自己身材的缺陷想再改变的时候，已经为时已晚！

所以，家长一定要制订好家庭的饮食计划，形成健康的家庭饮食习惯，均衡营养，多吃五谷杂粮、新鲜蔬菜，少吃肉，饮食要清淡，少放油、少放盐，每餐吃七八成饱就可以了。

小胖墩儿喝点冬瓜粥、荷叶粥

如果家长发现孩子已经有变成小胖墩儿的趋势，这个时候就需要控制孩子的饮食，还要给孩子清一清体内的痰湿。可以给孩子煮点冬瓜粥、荷叶粥，冬瓜有利尿、消肿的功效，荷叶有清热除湿的作用。

冬瓜味甘、淡，性微寒，归肺、胃、膀胱经，有利尿消肿、降脂通便的作用。冬瓜含有丙醇二酸和葫芦巴碱，能够抑制糖类物质转变为脂肪，故有减肥作用。肥胖的孩子经常喝冬瓜粥，不仅能够减肥，还有预防高脂血症，高血压的作用。

冬瓜粥

材料 鲜冬瓜（连皮）100克，大米50克。

做法 将鲜冬瓜（连皮）洗净后切成小块，与适量大米煮粥食用。每日2次，空腹食用。

功效 清热生津，除烦止渴，利尿消肿。

荷叶粥

材料 新鲜荷叶6克，大米50克，冰糖适量。

做法 将鲜荷叶洗净，加入适量水煎汤，再用荷叶汤同大米、冰糖煮粥。还可以放一点炒莱菔子（萝卜子）。

功效 阻止脂肪吸收，减肥瘦身。

揉带脉帮助孩子减肥

如果孩子已经是个小胖墩儿了，建议家长经常给孩子揉一揉带脉。带脉就是围绕腰部的一圈。带脉是“奇经八脉”之一，带之言束也，犹如束带一般。带脉的主要功能是“约束诸经”。我们常说的“游泳圈”正是中医学“带脉”所绕之处。《灵枢经》曰：“足少阴之正，至腘中，别走太阳而合，上至肾，当十四椎出属带脉”。

带脉在人体的腰部围一圈，是一条横向的经脉。人体其他经脉都是纵向的，而带脉就像一条绳子将所有的经脉系在一起。带脉循行起于季肋，斜向下行至带脉穴，绕身一周，并于带脉穴处再向前下方沿髋骨上缘斜行至少腹。我们的带脉穴在侧腹部，章门下1.8寸，正好是带脉经过的地方，是胆经与带脉交汇的穴。

可以绕着孩子的腰部给他推拿，双手捏住腰两侧的赘肉，拉起，然后松开，这是一次，每天捏200～300次，对减肥很有效果。

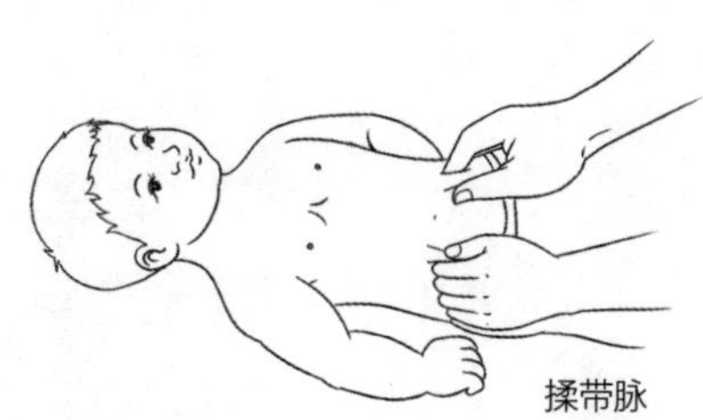
揉带脉

第6章

忧思伤脾，让孩子远离抑郁

脾主思，思虑过多会影响孩子的生发之气

忧思、焦虑、紧张等坏情绪逼停脾胃

中医认为，思伤脾，以前都是大人才容易思虑过度，但现在的孩子从小竞争就比较激烈，学习压力很大，与年龄不相匹配的用脑过多。另外，家庭关系紧张也是造成孩子思虑过度、焦虑或紧张的主因。如果孩子长期处于忧思、焦虑或紧张的情绪下，食欲会大受影响，不爱吃东西，久而久之就会导致脾胃停滞、运化功能失常。所以，家长们要努力营造一个和谐的家庭氛围，不要过多、过早地让孩子学习，更不要在孩子吃饭时批评、训斥孩子，使孩子保持心情愉快、情绪稳定，以利于食物的消化和吸收，对养护脾胃有帮助。

孩子上幼儿园为啥爱哭、爱感冒

不要以为孩子小就没情绪，其实孩子自出生起就有感知，也就有情绪，只不过孩子太小，无法用语言很好地表达，只能用哭、笑来表达，再大一点儿，会说话了，但是很多孩子还是无法清楚地表达自己的情绪，特别是很多复杂的情绪。所以我们看到很多孩子喜欢动手打人或者蛮不讲理的哭闹，这些表象背后可能是孩子一些情绪被忽视了。

很多时候我们发现孩子在家里挺好的，一上幼儿园就开始反复感冒、咳嗽。一方面是由于环境因素造成的，幼儿园一个班里几十人，难免会造成病毒细菌感染，一旦有人感冒，体质弱的孩子必然会被传染；另一方面，是孩子的心理造成的。

从小被家人照顾惯了的孩子，一下子从熟悉的环境到了一个陌生环境，内心是充满焦虑和恐惧的。有的家长会说，我家孩子从小就上亲子班；我们家孩子性格开朗，喜欢跟小朋友玩儿……但是，亲子班和平时跟小伙伴的玩耍，孩子之间接触的时间并不长，而一上幼儿园，他是一整天都在跟不熟悉的人在一起，我们

成人升学、工作，到了一个新的环境都需要一段时间的适应期，更何况孩子呢!这也就是为什么每到开学季，前来就诊的孩子特别多的原因。有的孩子上幼儿园哭得死去活来，大人们都会想尽办法哄着孩子不哭了，可是有谁知道孩子究竟为什么哭，难道仅仅是不想离开妈妈吗？他是不是有特别怕的老师，是不是受了什么委屈？作为家长应该及时关注孩子细微的心理变化，每天孩子回来，跟孩子聊聊天，及时捕捉孩子传递的信息，及时关注，及时跟老师沟通。

我现在经常跟家长们强调孩子的心理健康问题，不要以为给孩子吃饱穿暖就行了，剩下的就只盯着孩子的成绩，看到孩子不长个儿、发烧、瘦弱或肥胖又干着急，其实孩子这些生理上的表现，与心理发育有着很大的关系。如果家庭氛围不好，夫妻经常吵架，对孩子漠不关心，孩子的学习和身体都会出现问题。特别是这几年很多家庭生了二胎，对老大的关注自然就减少了。很多生二胎的家庭，第一个孩子正处于入学或升学阶段，父母们一定不要忽视了对他们的关爱，不要等孩子身心出现问题再来干预，那就为时已晚。

孩子学习压力大就会血瘀

中医认为："七情为人之常性，动之则先自脏腑郁发，外形于肢体，为内所困。"压力作为情绪的一种表现，首先会刺激脾胃，脾胃受损，气机失和，于是就会产生各种消化系统问题。中医常说"思则气结，结于心而伤于脾也"，过度思虑，会让人感到压力重重，继而使脾胃不和，身体受损。

很多家长来找我，说看到孩子有很多地方都有青筋，比如关节上、手上甚至舌头底下都有很明显的青筋。造成这种现象的主要原因来自于情绪。现在的孩子智力开发得太早了，两三岁就送去早教，在幼儿园里学英语、识字，学这个学那个。思伤脾，人一思虑身体就会郁结。

除情绪之外，饮食过多、长期食积也会造成瘀血。瘀血症会影响孩子的身体发育，也会造成孩子心理上的压抑，导致心理发育不健康。一般瘀血症是大人才会得的，现在生活观念改变了，很多疾病发病年龄都在提前。

其实家长都是出于爱才造成这些问题。让孩子多吃多穿少动，是出于爱；不让孩子输在起跑线上，很小就学习知识，也是出于爱。每当听到别人说自己的孩子聪明，一岁就唱歌，两岁就识字，多好啊，于是就让孩子早早去学很多东西。

古人的想法和我们不一样。古人说到很多伟大人物的时候，都会说他们三岁还不会走路，六岁还不会说话，这样的人往往会成为伟大的人物。

万物皆有其理，早熟自然就会早衰，生命皆有其自己的轨迹。就像一朵花，开得早凋零也早，生命能量都是有数的。所以古人不希望别人说自己的孩子聪明。古人也不希望自己的孩子早熟，因为古人都是“道”的思维，希望顺其自然。

早熟的人精神压力也大，年纪太小，懂得却太多，没有足够的经验和心理承受能力去承受这些思想和知识带来的负担和痛苦。现在的人不考虑这些问题，很多孩子跳楼自杀，家长却不理解他们为何会有那么大的精神压力和负担。

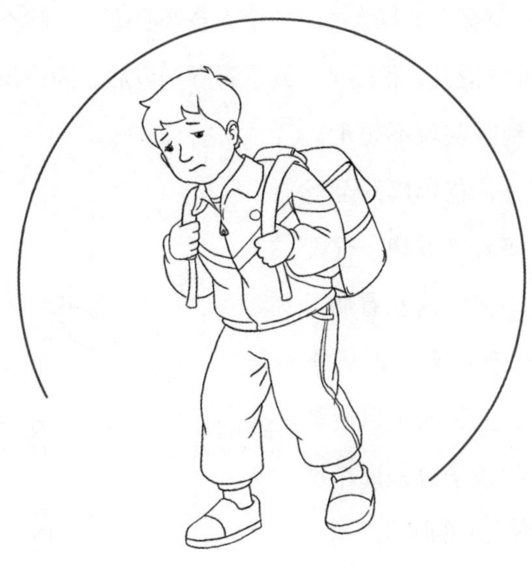

学习压力大

父母的坏情绪也会让孩子脾虚

父母和孩子的情感是相通的，也是互为因果的，如果父母身体健康，性格积极开朗、乐观，孩子同样也非常阳光；如果父母不善于管理自己的身体和情绪，抽烟、酗酒、生活不规律，或长期生病，孩子怎么能有健康的身体、乐观的心态呢？

很多家长平时忙于工作，虽然给孩子提供了良好甚至富足的物质生活，但是不了解孩子的心理状况，不了解孩子的情绪，只是在发现孩子出现问题时才着急上火，这个时候可能为时已晚。

作为父母，要有意识地减少自己的震荡，让自己的内心平静稳定，减少焦虑，这对孩子是非常重要的滋养，这种潜移默化的浸透远远超过那些用金钱给孩子提供的资源。我们现代人已经习惯时时刻刻都让外界的刺激把我们联系在各个端点，我们不停地获取信息，跟人联络，一刻也不能停下来，很多做父母的心里很难清静，所以家里也很难安静。

我认识这样一家人，爸爸妈妈年轻时从老家来到北京打拼，现在事业有成，爸爸经营着一家公司，妈妈因为新公司没有她的职位，所以一直在家赋闲。每个月因为生活费家里就会有一场大战，两个人各怀心事，争吵不断。孩子在这样的环境里，三观就非常混乱，很迷茫。到了青春期以后，满脸长痘痘，吃了药也不见好。她每次来到医院就不想走，看着其他孩子都是爸爸妈妈甚至爷爷奶奶一大家子陪着来看病，很羡慕。这个孩子从小在我这儿看病，小时候还是父母带着来，再后来就是妈妈带着来，上了初中以后都是自己来。这样的孩子总是谨小慎微，特别喜欢观察大人的眼色。

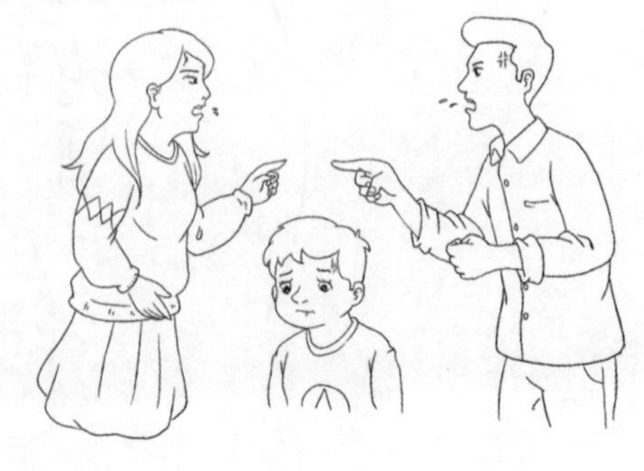

父母争执

多带孩子走进大自然

多亲近泥土提高免疫力

在中医五行里，脾属“土”，土就是土地，土地是一切万物的生存根本，粮食、蔬菜、瓜果都是长在土地上的，它们之中包含了天地自然之精华。可以说，离开了土地，人类就没法生存。多让孩子接触土壤、接触大自然，吸取更多的天地自然精华，对孩子的身体发育、智力发育非常有益，对孩子的性格培养也非常有益。

有研究表明，接触丰富多样的微生物能有效增强孩子的抵抗力。泥土中就含有许多微生物。我们不接触它，所以身体对它一点抗体也没有，你只要接触一次，身体知道了，就有了抗体。如果你从来不接触它，你的免疫系统对它一点儿识别能力都没有，一旦生活中碰到这种物质，就有可能出现过度的免疫反应。一旦免疫系统紊乱，就会出现哮喘、过敏之类的问题。

孩子不需要生活在无菌的环境里，家里保持基本清洁即可。至于消毒剂、漂白剂、消毒湿巾、杀虫剂、空气清新剂、洁厕剂等消毒洁净产品能少用就少用，过于干净的环境只会削弱孩子的环境适应力与身体抵抗力。消毒产品的使用还会破坏家里正常的微生态平衡，反倒对孩子的成长不利。

就拿婴儿来说，奶瓶、奶嘴等，每天用清水洗干净，保持干燥，每周用沸水消毒一次即可；母乳喂养前无须特别清洗乳房；孩子每天只需用清水冲洗一次屁屁即可。

到大自然中洗肺、护肺、强肺

装修污染、汽车尾气、雾霾……孩子的肺本来就很娇嫩，面对身边这样那样的污染源，做父母的除了尽力让孩子避免有可能的伤害，还要创造条件多带孩子去大自然呼吸新鲜空气。

我有个小病号，哮喘特别严重，也不怎么长个儿，黑黑瘦瘦的，也不爱说话，整个人没什么精神。他妈妈很发愁，总是希望我能开一副万能药，孩子一吃就好。我特别理解她的心情，我就给她支招，我说你不能让孩子过于依赖中药，也不能老把孩子圈在家里，我让她多带孩子去郊外，多呼吸新鲜空气，多跑多跳。这个妈妈也很有主见，索性在郊外租了个农家小院，全家搬过去，给孩子转了学，就在家附近，每天走路上下学。院子外面是一个小菜园，平时就带着孩子种菜、种花、锄草，家附近还有个足球场，孩子们经常在一起踢球、疯跑。隔了一段时间她带孩子过来看我，我以为孩子又生病了，一看，哟，这个孩子大变样啊！小脸蛋红扑扑的，黑了、结实了，性格也开朗了。我非常佩服这个妈妈的勇气，敢于取舍，敢于行动，如果一直把孩子的健康寄托于医院、寄托于医生的药方，不去努力“自救”，那么这个孩子可能一生都要依赖于医生了。

我们平时在城市生活的时间长了，周围的污染物太多，孩子的肺特别娇嫩，更容易受到污染物的侵害。建议家长在周末的时候带孩子去郊外走走，不一定要去公园、景点，只要是远离市区、空气新鲜的地方就好，让孩子在太阳下跑一跑、爬爬山，对着大山喊一喊，把体内的湿邪、污浊之气排一排，洗肺的同时又能强健体魄，达到护肺、强肺的目的。

不注意孩子的心理健康，可能会引发器质性病变

很多人认为，情绪失常不会对生理上造成什么影响，其实，这是非常错误的观念。一个人情绪不好，不仅会影响心情，甚至会给身体带来器质性病变。

中医认为，肝的一个功能就是主情绪的疏泄，如果一个人的情绪出了问题，就会影响肝的功能，中医称之为“肝气不疏”。肝气不疏会引起各种疾病，比如肺系统的疾病。因为五行里肺属金，金克木，而木对应的脏器是肝脏。因此，一个人如果肝火太旺的话，反过来会影响肺脏和呼吸系统的功能。

有些孩子上幼儿园以后经常生病，咳嗽、发烧导致肺炎，这都跟突然改变生活环境，导致孩子情志不畅有关。此外，家庭氛围不好，夫妻不和，或者父母工作压力大、心态不佳，这些都会对孩子产生潜移默化的影响。很多家长往往把自己未实现的梦想强加给孩子，逼着孩子学这学那。我就遇到过一位家长，她曾经有过当画家的梦想，但是因为自己的梦想没有实现，就把自己的梦想强加给孩子。孩子原本是喜欢写写画画的，可是她逼着孩子画素描，孩子不喜欢，每天硬着头皮画，不仅把原来对画画的一点兴趣给扼杀了，还给孩子造成很大的压力。还有的家长，把工作上的烦恼带回家，在家里喝酒、发脾气，让孩子遭受莫名的怒气。孩子生活在这种环境中，他的情绪能正常吗？

要让孩子健康，父母首先要管理好自己的情绪，这样才不会对孩子心理产生不良影响，并避免由此带来的躯体疾病。

推拿、抚触，让孩子释放压力

给孩子揉背、揉腰，缓解孩子不良情绪

年幼的孩子尚未能完全理解复杂的语言，周围人说话的语调、身体的姿态等对他们的影响更为重要，肢体的碰触远胜于语言的沟通。因此，时常把孩子拉到怀里，抱抱他、抚摩他，哪怕只有短短几分钟，哪怕什么都不讲，都能让他感觉到父母的爱，让他放松下来。

腰为肾之腹，是孕育生命的地方，抚摩此处，可以为孩子增加能量。当孩子感到恐惧、受惊、焦虑时，把孩子抱在怀里；或者当孩子睡觉时，轻轻抚摩孩子的腰部、背部，孩子会很快安静下来。

当孩子感到悲伤时，把充满关怀和爱的手放在大椎穴（即颈椎第7椎，约颈肩相连处），即使孩子一个劲儿地哭泣，手也不需要动，妈妈温暖的手的轻柔抚触，就可以将僵化的能量化解开。

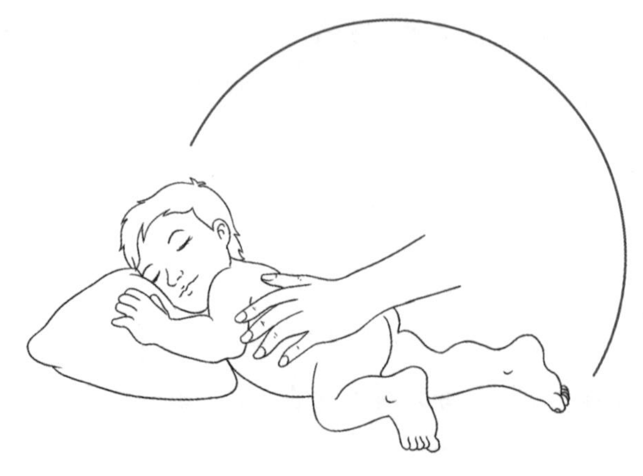

揉背

孩子上学以后，学习压力大，考试前的压力更大。我有一个小患者，性格比较弱，这也跟她常年脾胃虚弱、经常发烧感冒有关，而且这个孩子心思比较重，每次考试前几天就开始坐卧不安，考试的头一天更是无法入睡，或者无缘无故地发脾气、哭闹。孩子妈妈来问我怎么办，我就让她晚上睡觉前给孩子揉背、揉腰，轻轻抚摩孩子背部，特别是脊椎两侧，这些都是穴位集中的部位。另一方面，让她跟孩子说，心里如果觉得害怕、担心，想哭就哭出来，就算考试成绩不理想妈妈也不会责怪她。如此一来，孩子憋在心里的不良情绪得到释放，身体穴位得到刺激，气血运行通畅，心情放松了许多，考试成绩也非常理想。

推推脊椎，让孩子放轻松

脊椎两侧分布有十二正经中膀胱经所涉及的脏腑，包括心、肺、肝、胆、脾。同时，人体最重要的心腧、肺腧、肝腧、胆腧、胃腧、脾腧6个腧穴都在这条线上。腧，通也，因此，经常给孩子推推脊柱，就是对孩子脏腑全面地疏通、调理，脏腑之气充足，脾胃健运，身体自然健康。

此外，脊椎上还有督脉循行，督脉被称为人体“阳脉之海”，主管身体的阳气，直接或间接与五脏六腑相连。对孩子的督脉进行刺激时，其他脏腑之气便能同时被激活。脾脏喜温燥之气，在得到督脉阳气的濡养后，气血变得活

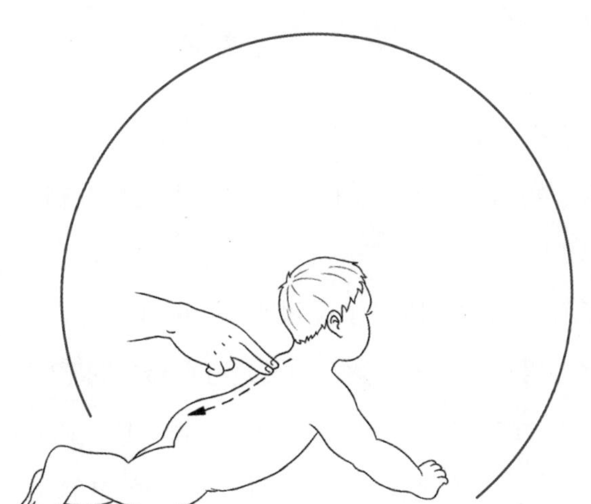

推脊

跃，脾气得升，胃气得降，孩子自然胃口好、吃饭香。

孩子每天都会有这样那样的情绪，问题的关键不在于情绪是什么，而在于如何对待它。当强大的情绪之流经过身体时，压抑往往是不可取的，如果它们被强行压制，就会留驻体内，形成身体的障碍；相反，如果让它们潺潺流动，来了又去，就不会留下负面影响。经常为孩子推脊，能够帮助孩子释放他在成长过程中积蓄的不良情绪。父母温暖的付出也会让孩子感受到爱、支持与关怀。

如何安抚爱哭的孩子

如果孩子哭得太厉害，不妨把手放在他的背部，从大椎穴沿着脊椎往下，大片大片地按摩，按摩范围可以扩大至脊椎两侧的膀胱经，直至命门穴（即正对肚脐的位置），能有效排解负面情绪。

当孩子感到恐惧时，把手放在孩子的颈部，当他感觉到被支持时，恐惧感就会减轻。同时，可以把另一只手放在他的小腹处（即肚脐下方、耻骨上方），慢慢揉动。这个部位通肾，恐惧情绪通常在这里郁结。当这份恐惧随着揉动向上顶出，孩子可能会以哭喊等方式将它释放出来。

玩得太疯不想睡咋办

如果孩子处于神经高度紧张的状态，比如白天玩得太疯，到了晚上安静不下来、无法入眠，妈妈可以把孩子拉到自己怀里，把手放到他的肩颈处，只要放在那里就可以了。

此时和孩子轻声沟通，跟孩子说和他做个游戏，告诉他："深呼吸，和妈妈在一起，感觉妈妈的手给你能量，是不是有点热热的感觉，热感在慢慢传入你的身体里……"。这样会比单纯地说"不要闹了！""快去睡觉！"更有引导效果。用心和他在一起，给予陪伴，才是母亲给予的最好关爱。

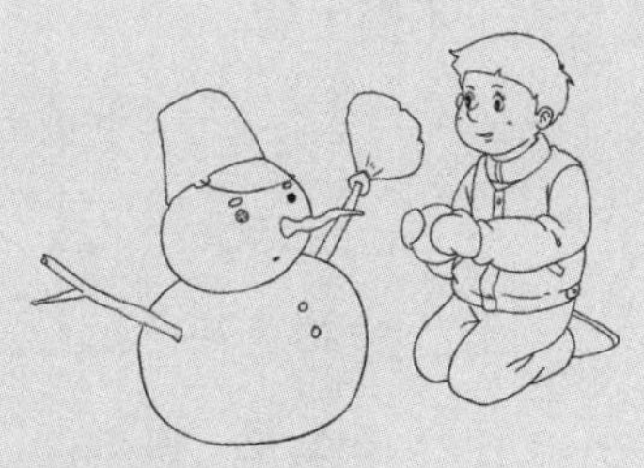

第7章

养护脾胃，不可忽视生活细节

穿衣吃饭都是道

养脾胃，我们首先想到的是吃。其实，除了吃以外，日常生活的许多小细节也是我们调养脾胃不可忽视的。这里给大家推荐一个在家长当中流行的《中医育儿歌》，里面涉及的都是日常生活需要注意的细节，掌握了这几点，孩子脾胃好，吃饭香，不爱生病。

《中医育儿歌》

若要小儿安，三分饥与寒；

一把蔬菜一把豆，一个鸡蛋一点肉；

鱼生火，肉生痰，萝卜白菜保平安；

少喝饮料多喝水，煎炸熏烤伤脾胃；

缺锌缺铁儿常见，调理脾胃是优先；

有病没病吃小药，正当病时失疗效；

春捂秋冻应变化，穿衣五法要记牢：

背暖肚暖足要暖，头和心胸却须凉。

吃喝穿戴皆有度

“四时欲得小儿安，常要三分饥与寒”这是古代医家总结出来的育儿智慧，也是经过长期实践检验的真理。这句话的意思是不是就是让孩子饿着、冻着呢？当然不是。这句话的正确理解应该是：饥为调节饮食，寒为适应寒温。也就是说，不要让孩子吃得太多，饮食应有度；穿着应该与外界温度相适应，春捂秋冻，不宜把孩子捂得过暖。

小儿的体质特点是脾常不足，如果吃得过多过饱，会损伤稚嫩的脾胃，导致很多疾病的发生。如果捂着，会使小儿的纯阳之体更盛，损耗阴液，使小儿出汗，容易被风邪侵害，导致着凉感冒。如果捂着孩子的头部，更会使孩子的阳热不能外蒸，引发多种疾病。因此，头部过暖是育儿的大忌。

对于小儿的衣着，古代医家均强调“当以故絮著衣，莫用新棉”“皆勿用新帛为善”“童子不裘裳”，意思是说婴儿的衣服应该用旧衣服改做，不要用新棉和粗布，一是为了避免刺激婴儿娇嫩的肌肤，二是为了避免过度保暖。

饥则吃饭困则眠

道家有首参禅歌，里面提到“饥则吃饭困则眠”，这是符合人体自然规律的饮食作息。所以，当孩子不想吃，不要强迫他吃。

对于小儿饮食，也要引起各位家长的注意。一忌太饱，孩子不想吃了就不要硬喂。我们看到很多家长喜欢追着孩子喂，生怕饿着孩子，这种做法是不可取的。孩子吃饭，一定要养成良好的饮食习惯：一个是固定时间，一个是固定地点，不要一边玩一边吃，更不能追着喂孩子。二忌生冷肥甘，冷饮、性寒的食物、油炸食品、黏腻的食物都不适合给孩子吃。三忌五味太过，过酸、过咸、过甜、过辣、过苦的食物也不要给孩子吃。

春捂秋冻，怎么捂，怎么冻

“春捂秋冻”这个理念大家都不陌生，“春捂”说的是春天伊始，寒冬刚过，气温变化不定，一会儿冷一会儿热，这个时候不要急于把厚衣服一下子脱掉，以免因为不适应气候变化而着凉感冒。特别是孩子更要注意，在初春季节要有意捂着一点，慢慢减衣服。

夏去秋来，是从热到冷的过渡阶段，天气虽然冷起来，但有个转变的过程。刚入秋时，气温还不稳定，秋老虎常常反扑，过早添衣会使孩子出汗，若突遭降温则易感冒。因此，人们逐渐总结出“秋冻”的生活经验。即对健康孩子来说，提倡在风和日丽的秋日穿着单衣参加户外活动，以锻炼其机体免疫力，所谓“数见风日，肌肤牢密”。在“秋冻”过程中，要注意孩子肚脐和脚部的保暖，肚脐和脚不受凉就能大大降低生病机会。其次，若遇天气突变，气温骤降，就要及时增加衣物，防寒保暖，预防感冒。此外，穿衣要注意温差变化和孩子的动静变化。例如，从阳光温暖的户外进入阴冷的房间要及时增加衣物，孩子从游戏的运动状态到安静看书也要适当增加衣物。另外，如果孩子活动后出汗，还要擦干身体，及时更换衣物。

不同年龄段的孩子，如何“秋冻”

所谓的“秋冻”锻炼，不仅能提高人体抗病和抗寒能力，还能对呼吸系统疾病起到预防作用。

在初秋时节，暑热未消，气温较高，不必过早给孩子添加衣服；到了仲秋，气温开始下降，这时穿衣就要有所控制，适当地让机体“冻一冻”，以免穿衣过多引起出汗，伤阴耗气，影响孩子健康；而到了晚秋，秋冬交接，则更多强调的是防寒保暖。

在穿衣上要适当秋冻，渐渐加衣，中医称为“薄衣法”。夏天人的汗孔是开泄的，过早穿厚衣服，不利于汗孔的关闭，风寒之邪更易入侵，不如使肌肤逐渐适应寒冷，汗孔渐闭，不易感冒，阳气也不会外泄。

对于不同年龄段的孩子，秋冻的方式也不一样，应区别对待。

1 0 ~ 1 岁的孩子

天冷慢加衣：对于1岁以内的小婴儿不要太“冻”，但是可以慢加衣，避开早晚太凉的时间段，适当接触冷空气。很多妈妈早早就给孩子添加了太多衣服，孩子的身体接触不到冷空气，得不到锻炼，会使孩子的防寒能力降低，不利于机体的调节，到了更冷的冬季，孩子更不能抵御寒冷和病菌的侵袭了。而且，小婴儿穿得太多，有时即使出汗了、觉得热、不舒服了，也有可能因为不会表达而不被及时发现，更容易导致出汗后着凉感冒。

不要觉得孩子小，不会走路、不会运动，担心他们会冷。其实帮孩子做做被动体操也能起到锻炼的目的：抓着孩子的四肢，做一做婴儿体操，或者让孩子在草坪或开阔的地方，晒着太阳多爬一爬，孩子运动起来身体就不会感觉到冷了。

2 1岁以上的孩子

1岁以上健康的孩子，可以适当“秋冻”，少加衣、慢加衣，让孩子循序渐进地适应冷空气，多多进行户外锻炼。

适度慢加衣：一般情况下，温度在15～20℃的时候，可以适当少穿一点衣服，让孩子有机会曝露在冷一点的环境中。在逐渐变冷的环境中，经过一段时间的锻炼，可以提高身体对气温变化的适应性。但是不要盲目地冻，也要根据气候变化及时调整衣物。如果孩子鼻尖和手脚都发凉，则说明孩子穿得可能有点少了。

切忌突然加减衣服：从中医角度讲，孩子属于稚阴稚阳的体质，体温调节功能尚不健全，易受外界冷热影响，体温变化很快，所以不要突然给孩子增加或减少衣服，这样当孩子遇到热或冷的刺激时，身体不能很快适应，极容易因为受风寒而引发呼吸道疾病。

3 体质弱的孩子

不适宜“秋冻”，慎重增减衣服，最好通过饮食、运动等增强体质。体质比较弱、爱生病，或者患有慢性病的孩子，身体本身就比较差，最好不要盲目地进行“秋冻”，以免寒气入侵导致感冒。对于体质比较弱的孩子，最好在秋冬季做好防寒保暖的工作，尽量避免在感冒高发季节去公共场所。

4 有内火的孩子

有的孩子内火偏旺，比如饮食不均衡、消化不好、大便干、爱出汗或者爱流鼻血等，这类孩子最好别穿太多，否则一冻更容易着凉。而且平时多吃些蔬菜，少吃点肉，可以帮助改善便秘、消化不良等问题。

5 气虚的孩子

有些孩子面色发白、没精神、消化不好、大便较稀、手脚冰凉，这类孩子属于脾胃比较虚弱的孩子，不适合“秋冻”，如果盲目“秋冻”，可能对孩子的健康更不利，所以增减衣服应当更谨慎。

“三暖一凉”保证孩子不生病

孩子的阳气非常充足，但是阳气过盛也不好，比如给孩子穿得太多，孩子本来就旺盛的阳气会越积越多，轻者容易捂出痱子，重者就会导致感冒、上火等问题。

过去的孩子都穿开裆裤，大多身体健康，不容易生病。而现在的孩子就不一样了，小婴儿整天穿着纸尿裤，大一点儿的也包得严严实实，却三天两头感冒，为什么呢？

俗话说“小儿屁股上三把火”，因为他的阳气旺盛，所以穿着开裆裤去外面也不觉得冷，还跑得特别欢。如果给孩子穿得很多，让他多余的阳气无处发散，就容易出现感冒、上火等毛病。

什么是“三暖一凉”呢？就是要保证孩子背暖、肚暖、足暖、头凉，做到这几点，孩子就不容易感冒。

1 背暖

保持背部的适当温暖可以预防疾病，减少感冒的机会。“适当温暖”就是不可过暖，过暖则背部出汗多，出汗多反而因背湿凉而患病。初春和秋末时节，早晚温差大，可以给孩子穿个马甲，护着前后心，预防风寒直接侵犯背部造成感冒。

2 肚暖

肚子是脾胃之所，保持肚暖即是保护脾胃。孩子脾常不足，当冷空气直接刺激腹部时，孩子就会肚子痛，从而损伤脾胃功能，使脾胃不能正常稳定地运转，影响消化吸收，且不能把营养物质有效送至全身各个器官。睡觉时给孩子穿个肚兜，天热的时候给孩子肚子上盖个小夹被，是保持肚暖的好方法。

3 足暖

脚部是阴阳经穴交会之处，皮肤神经末梢丰富，对外界刺激非常敏感。孩子的脚部保持温暖，才能保证身体适应外界气候的变化。

4 头凉

从生理学的角度来讲，孩子经由体表散发的热量中有1/3是由头部发散的。头热容易导致心烦头晕而神昏，中医认为，头部最容易“上火”，孩子患病更是头先热。如果孩子保持头凉、足暖，则必定神清气爽，气血循环顺畅。

让孩子睡饱、睡好

充足睡眠对孩子发育至关重要

《黄帝内经》中说：“阳气尽则卧，阴气尽则寐。”睡觉可以令人体阴阳平衡。所谓阴，指人体之血，而阳则代表人体之气。人通过睡觉来使体内气血平衡。

一定要让孩子保持充足的睡眠，这对孩子的生长发育非常重要。有的孩子长不高，就是因为睡眠不足，尤其是小学生，该长个儿的时候不长，很大程度上就是每天熬夜写作业造成的。

《黄帝内经》讲“阳入于阴而寐”，意思是只有阳气进入到阴气里面，把它包裹住了，人才会睡着。孩子还在长身体，如果总是睡不好，就会影响孩子的生长发育。

孩子想睡就睡

我有个亲戚，孩子去年考上一所非常好的大学，周围的人问他孩子学习上有什么经验跟大家分享分享，他说了一条，让很多人大跌眼镜：“孩子想睡就让他睡！”他说孩子高三的时候特别累，有的时候吃完饭就犯困，这时与其让他强打精神学习，还不如干脆睡一觉，起来以后再学习，其实他睡好了，学习效率更高。这和中医的主张不谋而合，中医就主张孩子想睡就睡。只有睡够了，大脑才能得到很好的休息，身体才能得到充分的放松。当然，这个方法适用于自律性高的孩子。如果孩子本身做事拖拉、效率不高，就不适用于这种方法。

睡好午觉，脾胃好气血足

古时候，人们将午睡又称为子午觉，这是因为按照十二时辰计时法，中午时分正当是午时，而深夜时分则为子时。这两个时间在古人看来都应该是睡眠的最佳时间。

一天当中，人体阳气最少的时间是子时，即夜间23：00～1：00。这是因为工作了一天，人体内的阳气已经不足，需要通过睡眠来补充。而中午十二点，又是一天之中阴气最少的时间，人们应该通过中午的小睡来培养阴气。所以睡午觉的最佳时间应当是午时（中午11：00～13：00）。

午饭过后，胃内的食物急需脾胃的运化，午睡能减少人体气血的外在消耗，使更多的气血存于体内用于食物的消化吸收，脾胃自然就如同加满油的机器，运转起来动力十足。现在的孩子学业繁重，适当的午睡是改变身体素质的好方法。人卧则血归于肝，午睡有利于将血液中的毒素排出体外。脾胃生血，肝胆藏血，如果肝血得不到良好的净化，那脾胃也就没有办法运化生清了。所以午睡既能帮助肝胆排毒，也能让脾胃的工作更顺利地完成。

午时是人体代谢的旺盛时段，睡午觉不仅有利于脾胃、肝胆，也能令全身各个系统得到有效的休息，以更加健康的状态进行下午的工作。

附录　调理小儿脾胃的中成药参考

大山楂丸

适 应 证　用于食积内停所致的食欲不振、脘腹胀闷等。

主要成分　山楂、六神曲（麸炒）、麦芽（炒）。

功　　效　开胃消食。

用法用量　口服。一次1~2丸，一日1~3次，小儿酌减。

药理作用　大山楂丸是最常用的消食导滞的药物，主要成分是山楂，主要作用是消除肉积，对于吃肉过多的孩子具有非常好的效果。

健胃消食片

适 应 证　用于脾胃虚弱所致的食积，症见不思饮食、嗳气、脘腹胀满等。

主要成分　太子参、陈皮、山药、麦芽（炒）、山楂。

功　　效　健胃消食。

用法用量　口服，可以咀嚼。一次3片（0.8克/片），一日3次，小儿酌减。

药理作用　这是个比较全面的化积与扶正兼顾的方子，可以在孩子因为积食而患外感时，配合治疗外感的药物使用，也可以在平时孩子积食的时候使用。

小儿化食丸

适 应 证　本品用于食滞化热所致的积滞，症见厌食、烦躁、恶心、呕吐、口渴、脘腹胀满、大便干燥。

主要成分　六神曲（炒焦）、山楂（炒焦）、麦芽（炒焦）、槟榔（炒焦）、莪术（醋制）、三棱（制）、牵牛子（炒焦）、大黄。

功　　效　消食化滞，泻火通便。

用法用量　口服。1岁以内一次1丸，1岁以上一次2丸，一日2次。

注意事项　服用前应除去腊皮、塑料球壳。本品可嚼服，也可分份吞服。这个方子的力道比较猛，积滞严重时可以使用，尤其是积食导致大便不通畅的时候，效果更好。但是这个方子在轻微积食的时候不要轻易使用。

小儿化食口服液

适 应 证　用于小儿胃热停食、脘腹胀满、恶心呕吐、烦躁、口渴、大便干燥。

主要成分　山楂（炒焦）、六神曲（炒焦）、麦芽（炒）、槟榔（炒焦）、三棱（麸炒）、大黄、莪术（醋制）、牵牛子（炒）。

功　　效　消食化滞，泻火通便。

用法用量　口服。3岁以上每次10毫升，一日2次。

注意事项　与小儿化食丸可酌情取舍。

小儿消积丸

适 应 证　用于小儿各种停食积滞、脘腹胀痛、面色萎黄、身体瘦弱。

主要成分　槟榔、香附（醋炒）、牵牛子（炒）、大黄、巴豆霜、枳壳（麸炒）、厚朴（姜制）、青皮（醋炒）、三棱（醋炒）、莪术（醋煮）等14味。

功　　效　消食导滞，理气和胃，止痛。

用法用量　口服。1～3个月每次5丸，3～6个月每次10丸，

1～2岁每次30丸，3～6岁每次50丸，7～12岁每次80丸。一日2次。

注意事项 虚弱、滑泻、外感者均忌服，如服药后大便泻次过多、食欲不振，应立即停药。这个方子对严重的积食导致的小儿腹胀，尤其是伴有腹痛，效果较好，但是力道比较大，所以要慎重使用，最好在医生指导下使用。

肥儿丸

适应证 用于小儿消化不良、虫积腹痛、面黄肌瘦、食少腹胀、泄泻。

主要成分 肉豆蔻（煨）、木香、六神曲（炒）、麦芽（炒）、胡黄连、槟榔、使君子仁。

功效 健胃消积，驱虫。

用法用量 口服。每次1~2丸，一日1~2次。3岁以内小儿酌减。

注意事项 这个方子也具有消积的作用，但是更主要的是调理肚子里有肠道寄生虫的情况，因此要在医生的指导下使用才妥当。

小儿七星茶

适应证 用于小儿积滞化热、消化不良、不思饮食、烦躁易惊、夜寐不安、大便不畅、小便短赤。

主要成分 薏米、谷芽、山楂、淡竹叶、钩藤、蝉蜕、甘草。七味药制成，故名七星茶。

功效 开胃消滞，清热定惊。

用法用量 口服。一次20毫升，一日2~3次。

药理作用 山楂，消食健胃（君药）；谷芽，清热除烦（君药）；薏米，利尿化湿，健脾胃（臣药）；淡竹叶，利小便（臣药）；钩藤，平肝熄风（佐药）；蝉蜕，渗水透疹（佐药）；甘草，补肝益气，清热解毒，调和诸药（使药）。此方对于小儿因为积食导致的情绪异常治疗效果较好。

婴儿素

适 应 证 主要用于治疗婴儿消化不良、乳食不进、腹胀、大便次数增多。

主要成分 白扁豆（炒）、山药、白术（炒）、鸡内金（炒）、川贝母、木香（炒）、碳酸氢钠、牛黄。

功　　效 健脾，消食，止泻。

用法用量 口服。1岁以内一次半袋，1~3岁一次1~2袋（0.5克/袋）。一日2次。

药理作用 此方对于脾胃虚弱引起的积食效果较好，主要对象是婴儿。

注意事项 适用于大便次数增多，粪质稀气臭，含有未消化之物，乳食少进的患儿。可用温水调成羹状后服用，也可与奶共服。

四磨汤口服液

适 应 证 用于婴幼儿乳食内滞证、食积证，症见腹胀、腹痛、啼哭不安、厌食纳差、腹泻或便秘。

主要成分 木香、枳壳、乌药、槟榔。

功　　效 顺气降逆，消积止痛。

用法用量 口服。新生儿每次3~5毫升，一日3次，疗程2

天；幼儿每次10毫升，一日3次，疗程3~5天。

药理作用 此方是调理积食引起明显气滞的情况，小儿普通积食不会用到，但如果是长期积食，则可以在医生指导下使用。

注意事项
1. 冬天服用时，可将药瓶放置在温水中加温5~8分钟后服用。
2. 儿童，年老体弱者，有高血压、心脏病、肝病、糖尿病、肾病等慢性病严重者，应在医生指导下服用。
3. 患儿如腹胀腹痛或哭闹不安较重者，应及时去医院急诊。

小儿复方鸡内金散

适应证 用于小儿因脾胃不和引起的食积胀满，饮食停滞，呕吐泄泻。

主要成分 鸡内金、六神曲。

功　效 健脾开胃，消食化积。

用法用量 口服。小儿一次0.5克，每日3次。1岁以内酌减。

药理作用 这是一个比较平和的消积方子，对于小儿因饮食过饱而出现的积食效果不错。

小儿消积止咳口服液

适应证 用于小儿积食咳嗽，症见咳嗽，夜重，喉间痰鸣，腹胀，口臭等。

主要成分 山楂（炒）、槟榔、枳实、枇杷叶（蜜炙）、瓜蒌、莱菔子（炒）、葶苈子（炒）、桔梗、连翘、蝉蜕。

功　效 清热理肺，消积止咳。

用法用量　口服。1岁内每次5毫升，1~2岁每次10毫升，3~4岁每次15毫升，5岁后每次20毫升。一日3次，5天为一疗程。

药理作用　积食会引起外感咳嗽，如果咳嗽属于热证，同时伴有积食，可以使用此方。

小儿健胃消食口服液

适应证　脾胃虚弱、消化不良。

主要成分　山楂、麦芽、鸡内金、陈皮等。

功　　效　健胃消食。

用法用量　口服。每日3次，每次1支；3岁以下儿童每次半支，每日2~3次。

小儿复方鸡内金咀嚼片

适应证　消化不良、饭后肚胀，甚至呕吐腹泻。

主要成分　鸡内金、六神曲。

功　　效　健脾开胃，消食化积。

用法用量　口服，嚼碎咽下。一次1片，一日3次。

小儿健脾丸

适应证　厌食、腹痛、腹胀、大便溏泄、体弱无力。

主要成分　人参、白术、茯苓、山药、山楂、麦芽、六神曲、陈皮、桔梗。

功　　效　健脾，和胃，化滞。

用法用量　口服，温水送服。每次1丸，一日2次。1岁内小儿酌减。

适应证　发热、不思饮食、呕吐、腹胀、腹泻、面黄肌瘦。

小儿香橘丸

主要成分　白扁豆、白术、厚朴、薏米、六神曲、麦芽、山楂、木香、陈皮、香附、枳实、莲子、茯苓、泽泻。

功　　效　健脾和胃，消食止泻。

用法用量　口服。每次服2~3克（1丸），一日2~3次。1岁以内小儿酌减。